真野俊樹

JN179734

日本の医療、くらべてみたら
10勝5敗3分けで世界一

講談社+α《プラスアルファ》新書

はじめに

不幸なことに、日本人ほど自国の医療に不信感を持っている国民はいません。

２０１０年にロイター通信が報じた「医療制度に関する満足度調査」によると、日本人の医療満足度は15パーセントで、これは世界の先進・新興22ヵ国中、最下位です。ちなみにトップは、スウェーデンの満足度75パーセントでした。

この世界に冠たる（？）医療不信の要因は何でしょうか。

そのひとつは大学病院などによく見られる、長時間待ちのあげくの「3分間診療」ではないかと思います。日本の場合、とくに各種サービス業の接客が外国人の感動を誘うくらい万端行き届いているぶん、「どうして医療機関だけは、こんなに患者を平気で待たせるのか」と皆さんが不満を募らせることになるのでしょう。

いっぽう、ふだん世話になることが多い地域の開業医に対しても、日本人は必ずしも好《よ》いイメージを抱いているとは限りません。立派な邸宅を構え、ベンツを乗り回して——といった庶民の暮らしとは異なる開業医の羽振りのよさ。それがある種の反発を誘っているのは否めないようです。実際にはそんな派手な暮らしをしている開業医ばかりではないはずですが、世間からはどうしてもそうした目で見られてしまいます。

さらに日本で根強いのが、薬に対する不信感です。

病院で処方される大量の薬を前に、本当にこんなに薬が必要なのか、自分はクスリ漬けにされていないだろうか、薬の副作用は大丈夫なのか……と不安に駆られる人は多いでしょう。薬局で受け取る薬が多すぎて、結局、飲まずに溜め込んでしまっている人も少なくないはずです。

医療不信の要因はまだあると思いますが、日本の医療の不備を指摘するのが本書の目的ではありません。お伝えしたいのは、むしろその逆なのです。


日本人が不信感を募らせる日本の医療ですが、客観的データで諸外国と比較すると、なかなかどうして優れていることがわかります。一例をあげると、肺がんの術後5年生存率。これはまぎれもなく日本の成績が世界一です。高い5年生存率を誇るのは、肺がんばかりではありません。詳しくは本文で触れますが、大腸がんも胃がんも肝がんも、日本は世界トップクラスの水準なのです。

優れているのは、がん治療だけではありません。国の医療を支えている日本の国民皆保険制度の充実度や、医師・看護師ら医療従事者の水準も日本は他国にくらべて高いと言えます。

むろん医療にはさまざまな側面があり、すべてにおいて日本が抜きん出ているというわけではありません。分野によっては欧米に大きく水をあけられているものもありますし、他国を見習うべき部分もあります。しかし、総合的に見て、日本の医療は世界トップの水準であると胸を張って差しつかえありません。

なぜ、そう言い切れるのか。

それはこういうことです。国によって医療制度のありようも千差万別ですが、大きくは次の三つに分類できます。

①高額の医療費を覚悟すれば高度な医療を受けることができる「高自己負担・高医療型」（アメリカなど）

②あまり高度な医療は期待できないが、窓口費用はほとんどかからない「低自己負担・低医療型」（イギリス、北欧など）

③ほどほどの費用で一定レベルの医療が受けられる「中自己負担・中医療型」（日本、ドイツ、フランスなど）

　この三つにはそれぞれにメリットとデメリットがありますが、冷静に分析して、日本の「中自己負担・中医療型」は、ごくごく平均的な暮らしをしている人にとって、①の「高自己負担・高医療型」や②の「低自己負担・低医療型」とくらべ、総じてメリットのほうが大きいと言えます。さらに日本の医療は、同じ「中自己負担・中医療型」グループに属する他国とくらべても、勝っている点が多いのです。

　以上のことを具体的に検証するために筆者は、

・医療レベル
・医療の身近さ
・薬への依存度
・医療費
・病院
・高齢化対策

と医療を支える6つの柱について、それぞれに3項目の指標を定め、計18項目の指標について日本と海外との比較を試みることにしました。

　比較対象国は、アメリカ、イギリス、ドイツ、フランスの先進4ヵ国に、福祉が進んでいる北欧代表のスウェーデンを加えた計5ヵ国です。比較にあたっては、筆者の実地調査とOECD（経済協力開発機構）をはじめとする世界的な公的機関の調査データをなるべく用いています。

結論を先に言えば、計18項目の指標において、日本の医療は「10勝5敗3引き分け」でした。

勝率にすれば6割6分7厘（引き分けは除く）で、プロ野球なら、独走でリーグ優勝できる数字です。日本人の多くはその実感を持っていないと思いますが、日本の医療は世界的に見て優れている。これはまちがいありません。

かつては密室の中に置かれていた医療の世界も近年、情報公開が進みました。これにはメディアの果たした役割が大きいです。もちろん情報公開は歓迎すべきことです。しかしながら、日本ではそれによって、ともするとネガティブな情報ばかりが注目されるようになり、そうした情報が世の中にどんどん出回るようになりました。日本人の際立った医療不信の高さも、それに起因しているのかもしれません。

しかし、情報公開は公平でなくてはならないはずです。

ネガティブな情報に偏りがちな日本では、とても残念なことに日本の医療が客観的データにもとづいて「世界一」の水準であることが知られていないのです。むろん、だからといって、これに満足するものではなく、日本の医療にはまだまだ改善されなければならない点も多くあります。

ただ、これだけは自信を持って言うことができます。

この本を手にとってくださった読者の皆さんが、不幸にしてがんなどの大病をわずらったとき、「ああ、自分は日本に住んでいてよかった」と胸をなでおろせるくらいには、日本の医療は優れているのです。そのことをご理解いただければと思います。

では、なぜ日本の医療を世界と比較して「10勝5敗3引き分け」としたか。その根拠となるデータを示しながら、海外の医療事情を踏まえつつ日本の医療の「本当の実力」を浮かび上がらせてみたいと思います。

目次◉日本の医療、くらべてみたら10勝5敗3分けで世界一

第3章　薬への依存度を比較する

第1章　医療のレベルを比較する

肺がんの術後5年生存率は世界一

国ごとの医療レベルをどのような指標でとらえるかについては、当然さまざまな見方があると思います。そうしたなかで「がんの5年生存率」に注目したのは、がんが人類にとって非常に手ごわい病気であることに疑問をはさむ余地がないからです。

「はじめに」で述べたように、日本は肺がんの術後5年生存率が世界一ですが、まずこのデータについて見てみることにします。以下、細かな数字がしばらく続きますが、少々おつきあいください。

世界67ヵ国、2500万人以上のがん患者の術後5年生存率を調査した国際共同研究「CONCORD-2」(1995〜2009年)によると、日本は肺がんの術後5年生存率が30・1パーセントでトップでした。主要国ではアメリカが18・7パーセント、ドイツが16・2パーセント、フランスが13・6パーセント、イギリスは9・6パーセントですから、日本の成績はかなり際立っています(図1—1)。

この調査を見ると、肝がんも日本の成績は良好です。肝がんは肺がんと同様、ほかのがんに比べて相対的に術後5年生存率の数字が低いのですが、日本は27・0パーセント。アメリカは15・2パーセントであり、欧州各国も20パーセントに達していません。いっぽう、胃が

図1−1　肺がん患者の術後5年生存率

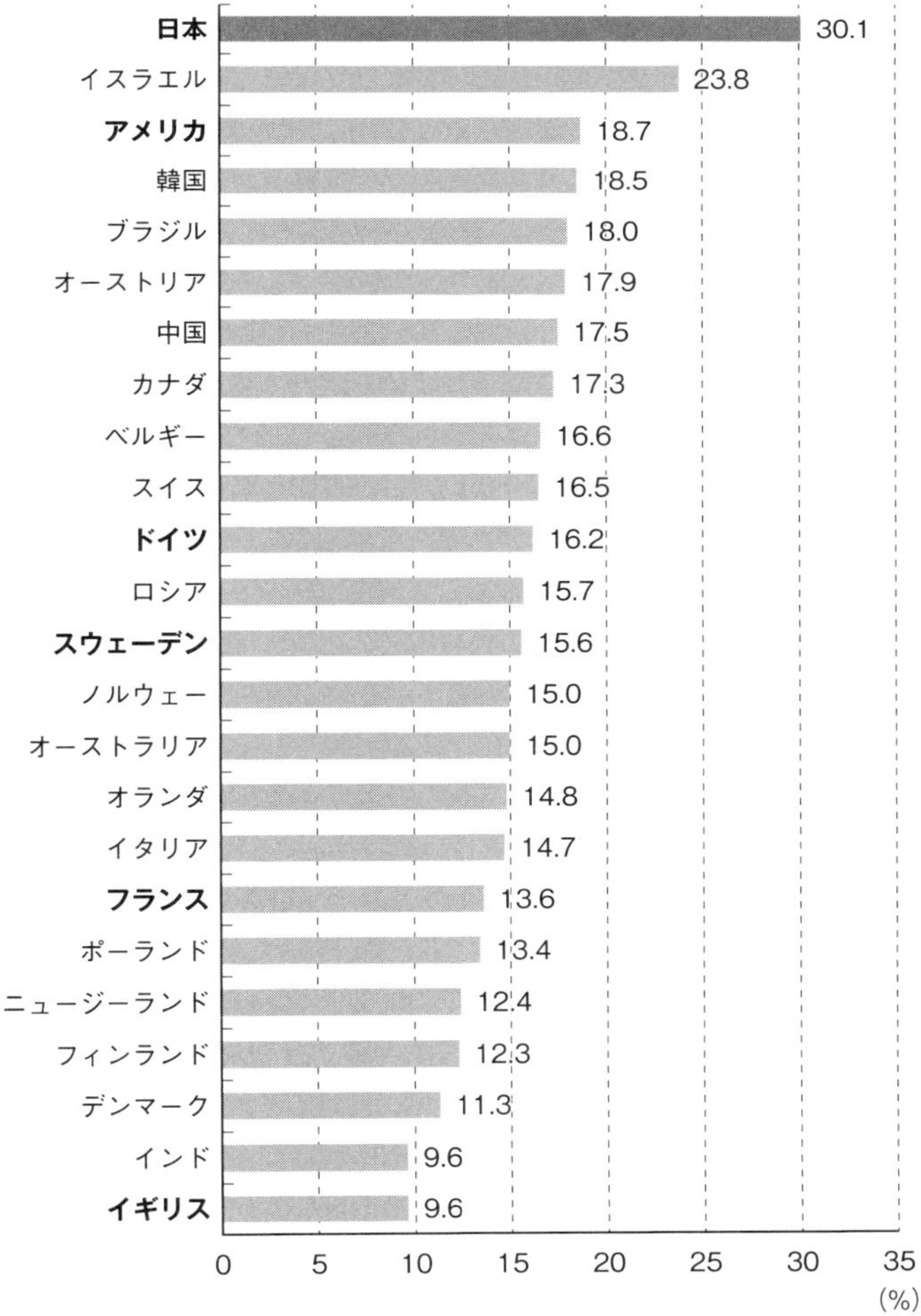

CONCORD-2より抜粋

んは韓国がトップの57・9パーセントで、日本は54・0パーセント。ちなみに欧米は、30パーセント以下と軒並み低くなっています。

さらに注目したいのは大腸がんです。日本は大腸がんの術後5年生存率でも世界のトップ水準にあります。

ＯＥＣＤの調査によると、２００４〜２００９年の大腸がんの5年生存率で日本は加盟国中、68・０パーセントで1位でした。主要国に注目すると、アメリカ4位（64・5％）、スウェーデン12位（60・7％）、ドイツ13位（60・4％）、イギリス17位（53・3％）となっており、加盟国の平均は59・9パーセントです（図1—2）。

ＯＥＣＤは定期的にこの調査を行っていますが、日本はこれより前の調査でも大腸がんの術後5年生存率は1位でした。なお、本書の執筆中に最新調査のデータが発表され、２００６〜２０１１年の同生存率は、韓国が72・8パーセントでトップになっています（日本は同じ対象期間のデータがなく、順位不明）。ただ、いずれにせよ、日本が依然、世界のトップ水準を維持していることに変わりはありません。

一般に医療は、その国で症例数の多い病気ほど、治療において好成績を残す傾向があります。これは大腸がんの手術をたくさん手がけてきた外科医は、その手術が得意になるのと同じ原理です。

図1−2　大腸がん患者の術後5年生存率

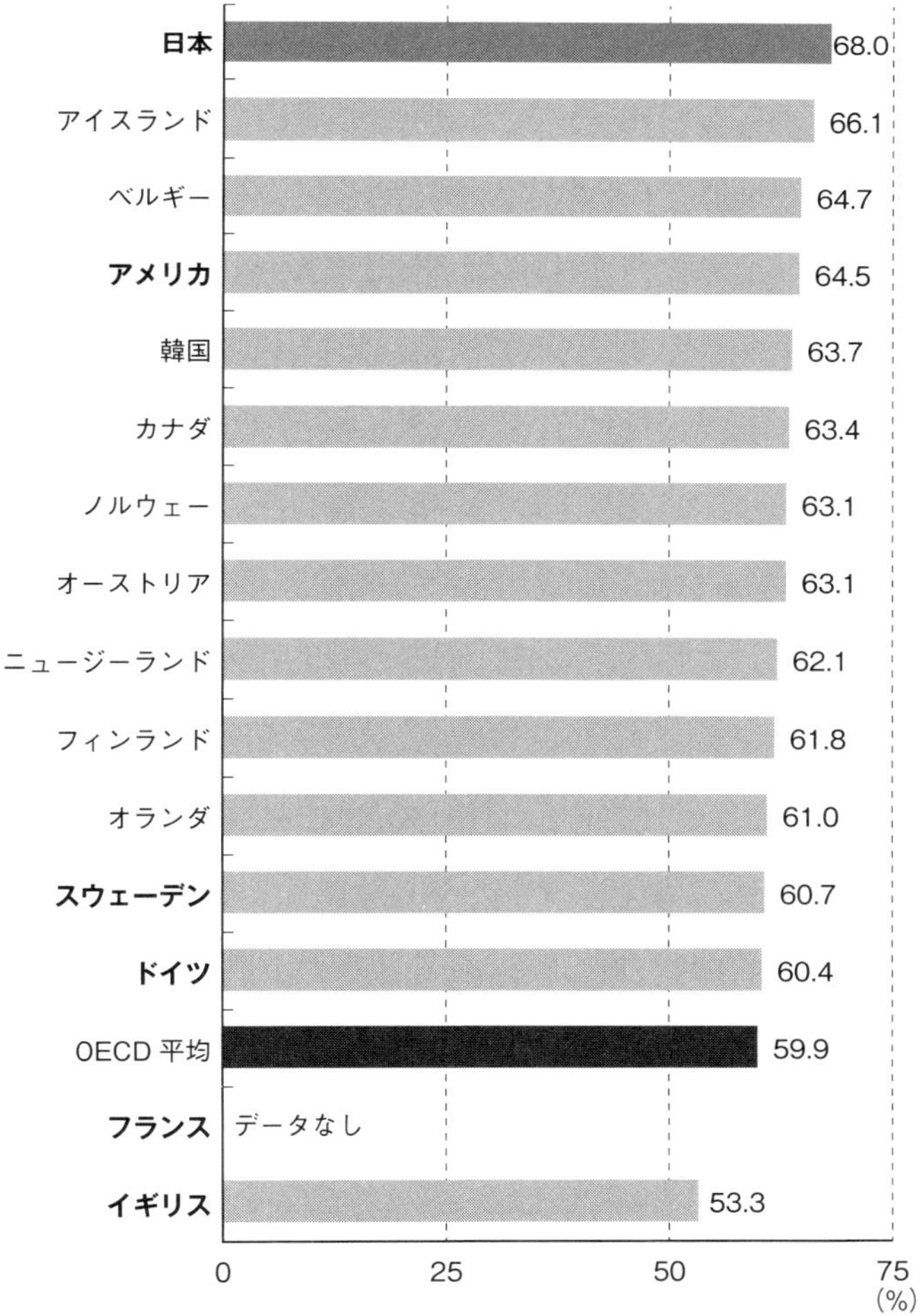

注：対象期間は原則として2004〜2009年だが、一部バラつきがある
OECD Health Data 2011より

日本にはたしかに大腸がんが多い。しかし、大腸がんが急速に増えたのは比較的近年のことで、とくに女性の増加が目立っており、その背景として食生活の欧風化が指摘されています。伝統的に日本に多いのは胃がんであり、その罹患率は近年減少傾向にあるのに対し、大腸がんと肺がんは逆に増加してきました。

このことから注目すべきは、日本は従来、胃がんほど多くなかった大腸がんでも、世界トップ水準の術後5年生存率を誇ってきたという事実です。

胃がんの場合、もともと東アジアに多く、欧米には多くありません。そのため日本が欧米にくらべて胃がんの医療成績が良好なのは、いわば当然で、それをもって日本は医療レベルが欧米よりも高いぞと胸を張るのは、少々憚《はばか》られます。しかし、大腸がんはそうではない。私が大腸がんの5年生存率に注目するのは、そのためです。

さらに、ふたたびOECDの調査にもどって、乳がんの術後5年生存率を見ると、最新の数値で日本はアメリカに次いで2位の87・3パーセント、子宮頸がんも3位の70・2パーセントと、これらも健闘しています。

難易度の高い手術も得意

がんにもいろいろありますが、数あるがん手術のなかでもきわめて難度の高いものに膵頭《すいとう》十二指腸切除術という膵臓がんの手術があります。これは膵頭部と十二指腸をまとめて切除する手術で、臓器をたくさん取るため、難手術の代表的なものとされています。

日本はこの手術の成績がよく、慶應義塾大学医学部医療政策・管理学教室の宮田裕章教授らの学会データを分析した調査によると、手術後30日以内の死亡率は1・35パーセント。ちなみにアメリカは2・57パーセントですから、日本はこの難しい手術において、アメリカよりも2倍近く安全性が高いことになります。

膵頭十二指腸切除術については、多くの臓器を取るリスクから批判もあり、アメリカでは日本ほど行われていません。日本の外科医はともすると切りたがるという指摘があり、その傾向があるのは確かです。その問題については後述しますが、どうあれ、日本はこの難易度の高い手術で世界最高峰の成功率を誇っており、それは日本の医療水準の高さを示すものにほかなりません。

じつは私が聞いた話で、こんな事例があります。

アメリカ駐在の日本の商社マンが、あるとき腹部に経験のない痛みを覚えて病院へ行き、検査を受けた結果、進行性の膵臓がんであることが判明したそうです。しかし医者は「手術はできなくもないが……」と煮え切らない様子で、彼は失意のうちに帰国しました。膵臓がんですから、それなりの覚悟をともないますが、彼が幸運だったのは、高校時代の友人に大学病院の医師がいたことです。

その友人に相談すると、「まあ、落ち着け、膵頭十二指腸切除術の名医につないでやろう」という話になりました。結果、手術は無事成功し、あとになって日本はこの手術の成功率がきわめて高いことを知り、早々にアメリカ生活を切り上げて帰国してよかったと胸をなでおろしたという話です。

実際、すべてのがんの人口10万人あたりの死亡率の低さを見ても、日本は世界で上位に入っています（図1―3）。国によってがんの有病率は異なるため、一概には比較できませんが、国民の2人に1人ががんにかかると言われている日本において、この死亡率の低さは医療レベルの高さを示していると言えるでしょう。

このように日本のがん手術は総合的に見てかなりの高水準であり、「日本に学ぶべきだ」という海外の専門家の声が聞かれるのも、当然のことなのです。

外科医の「武士道精神」

次にこうした高水準の医療を支えている日本の医師について考えてみましょう。

よく日本人は器用だと言われ、それは手術の高い成功率にも表れていますが、それこそがなによりも日本の外科医の自負するところでもあります。とくに名医と言われる外科医は、

図1－3　人口10万人あたりのがん死亡率

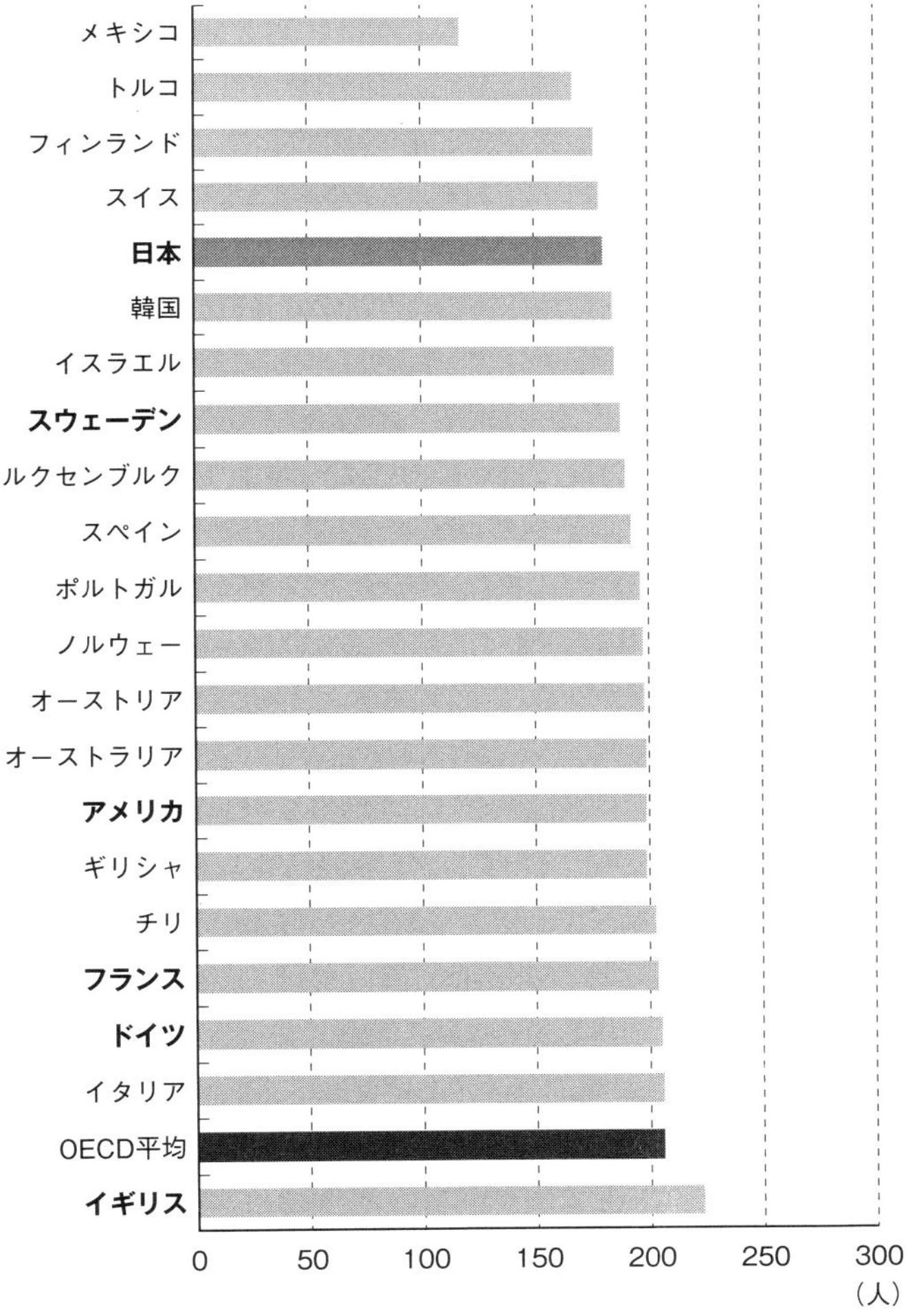

OECD Health Statistics 2015より

自分たちは欧米の医師には絶対に負けない、彼らよりも自分たちのほうが絶対に手術がうまいという意識が強い。

その自信の裏づけをなしているものは、手先の器用さだけではありません。私が名医と呼ばれる人たちと接して感じるのは、武士道の探求者とでも言いたくなるような、手術に対する凜《りん》とした姿勢です。たとえば手術を翌日にひかえた晩は、お酒を飲まず、日ごろから体調を崩さないように自己管理を怠らない。外科医にとって目は命ですから、視力が落ちないように遠くを眺めるなどして、日々訓練を欠かさない人もいます。

そして、手術前には頭のなかで何通りものシミュレーションを行う。がんの場合、レントゲンやCTなどで事前にある程度のことはわかっているものの、実際にがん細胞がどこにどう浸潤《しんじゅん》しているかは、切開してみないとわからない。そのため、さまざまなケースを想定して、この場合はこう、こうなっていたらああしようと、事前に手術のシミュレーションを行うわけです。

これに対して、アメリカの医師などはいかにも職業的です。過去のデータにもとづいて、こういう場合はこうやればよいと、日本人からすると、言葉はよくないけれども、その進め方は機械的に見えます。

逆に日本はそのつどケースバイケースで対応するため、データをあまり重視してこなかったことは否めません。日本は個々の医師の技量が高く、患者ごとに丁寧に対応するものの、それをデータとして蓄積して今後の医療に活かすという発想があまりなかったわけです。日本とアメリカの医療には、そうした違いもあります。

また、器用で優秀な外科医という評価のいっぽうで、日本の外科医は前述のようにすぐに切りたがるという批判があります。

この「切りたがり」の背景には、日本の外科至上主義とでも言うべき伝統的な医療風土があるように思います。近年はかなり是正されていますが、日本の医療界では伝統的に外科医が幅をきかせてきました。そのため、がん治療においても「放射線治療なんかよりも、おれの腕のほうが確かだ」といった自負が外科医のなかにあったのは事実でしょう。

欧米の場合、そうそう外科医の思いどおりにはいきません。患者の治療法について医療スタッフが協議するカンファレンスが行われ、手術の是非についても外科医以外の医師を交えて協議され、その患者にとって最適な治療法が決められます。手術で人を治したくて外科医になったわけですから、外科医が手術したがるのは当然の習性で、海外の外科医も同じですが、欧米では結果的にこのカンファレンスが外科医をセーブする機能を果たしています。

日本の病院でもカンファレンスは行われますが、日本では専門外の医師がこれに参加することはあまりなく、結果的に部長や教授の意向が大きくものを言います。それに対して「先生、それはどうでしょうか」となかなか言えないのが実情です。こうしたところも、切りたがりの日本型医療がしぶとく残っている一因でしょう。

糖尿病の有病率からわかること

日本の外科医は器用だと言いましたが、心臓手術に関してはアメリカの専門医もかなりのものです。これは手術件数がアメリカのほうが圧倒的に多いことに起因しています。心臓手術の場合、血管をつなぐ作業が中心で、がん手術のように個別で臨機応変に対応しながら進める手術とは違います。いわば型の決まった手術ですから、数をこなせば上達しやすいわけです。

ちなみに日本は急性心筋梗塞の入院後30日以内の死亡率がOECD調査で29位と非常に成績が悪く、虚血性脳梗塞の入院後30日以内の死亡率がもっとも低い好成績（図1－4）であるのとは好対照になっています。

アメリカの医療制度で興味深いのは、あれほどの自由競争社会でありながら、専門医については数を増やさないことで、保守的なそのありようはギルド的とも言えます。アメリカの専門医は、一般医とは「格」が違うとされ、収入にもかなり開きがあります。

その専門医資格は、難解な専門医試験を突破した医師に与えられるもので、しかも、州ご

図1－4　虚血性脳梗塞患者の入院後30日死亡率

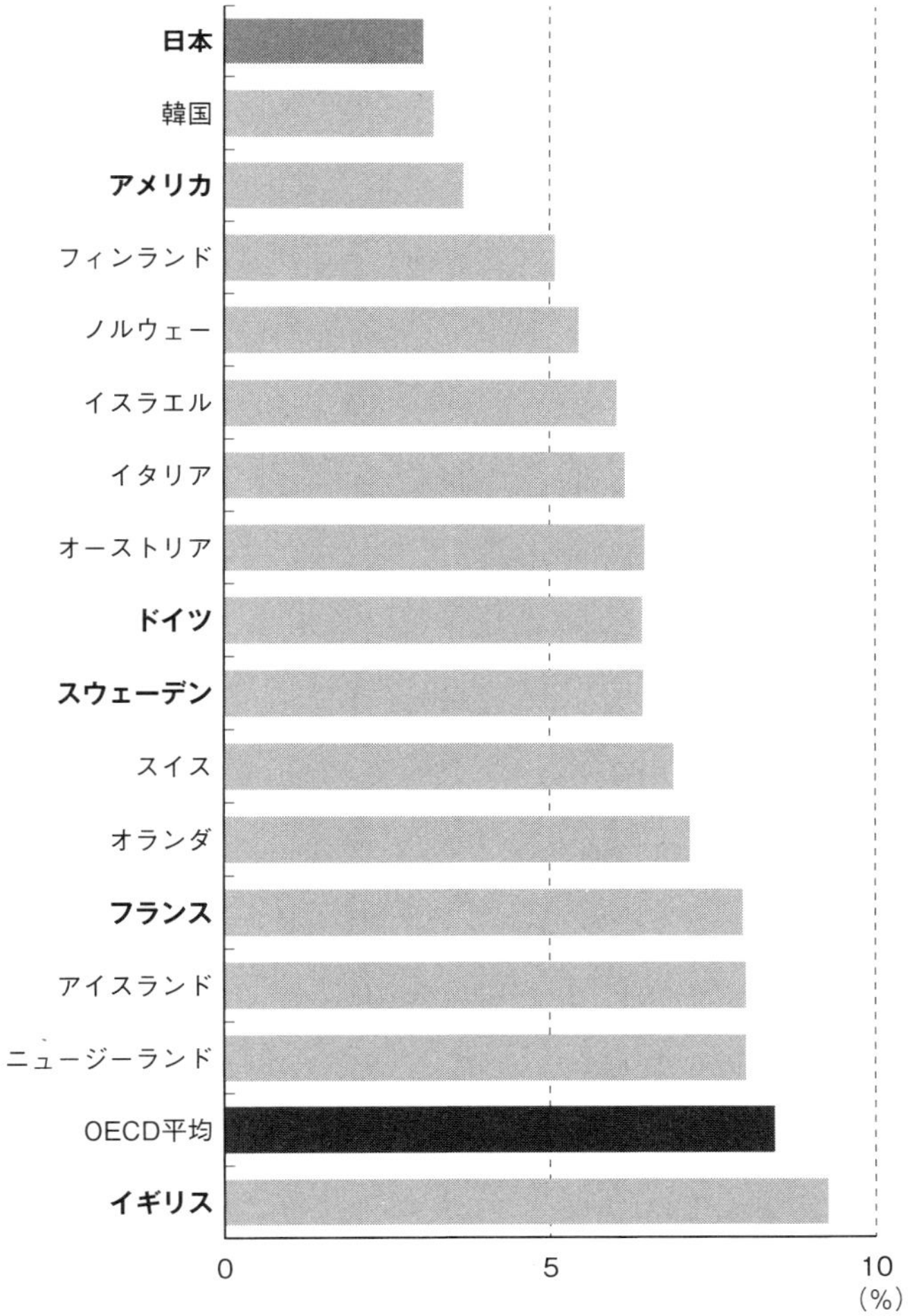

OECD Health Statistics 2015より

とで定期的に行われる更新審査を受けなければ資格を失います。なかなか厳しく排他的なのですが、このようにしている理由は、専門医の数を増やすことで一人あたりの症例数が減り、医師の腕が落ちるのを防ぐためです。つまり、ひと握りの専門医を堅持することで医療レベルを維持しているわけです。

しかしながら、アメリカでは誰もが専門医による高度な医療を受けられるわけではありません。それが受けられるのは、高度な医療に見合った高額の対価を支払うことができるお金持ちたちだけです。こうした医療における格差は、そのまま医師の格差につながります。アメリカでは技術的にも経済的にも医師のバラつきが非常に大きいと言わざるをえません。

これに対して日本の医師は、開業医のなかには驚くような収入をあげている例があるとはいえ、医療水準という点ではアメリカよりもずっと均質化されています。厚生労働省の表現を借りると、日本の医療は「均霑化《きんてん》」を目指しており、これは医療が大都市圏ばかりに集中しないようにしようというものです。たとえばがんセンターのような、がん治療の拠点病院を全国各地に設置するといった考え方で、そのため日本は医師レベルだけでなく、医療機関レベルでも均質化されていると言えます。

日本のように医療水準が均質化されていることのメリットをデータで表すのは難しいのですが、たとえば生活習慣病が多いか少ないかは、その国の医療水準をうかがうひとつの指標になります。不特定多数の人がかかる生活習慣病は、その国の医療ケア体制の充実度によって、ある程度防ぐことができると考えられるからです。

そこで注目されるのは、国際糖尿病連合のこんなデータです。それによると、2015年現在、世界の糖尿病患者数（20～79歳）は4億1500万人、糖尿病有病率は8・8パーセントで、じつに11人に1人が糖尿病にかかっている計算になります。国別で見ると、もっとも多いのは中国の1億960万人で、次いでインドの6920万人、アメリカの2930万人となっています。

日本は9番目の720万人ですが、これを人口で割った有病率は5・7パーセント。これはアメリカ（10・8％）、ロシア（9・2％）、エジプト（16・7％）、中国（9・8％）、ブラジル（10・4％）らの国々とくらべて明らかに低い。

私も以前は、糖尿病を中心に診察していたのでよくわかるのですが、日本人は、インシュリンの分泌量が欧米人より少ない。つまり、体質的に糖尿病になりやすいわけです。にもかかわらず、糖尿病患者の割合が低いのです。ヨーロッパはアメリカや中国よりも有病率は低いですが、それでもヨーロッパ全体で7・3パーセント。世界的に見て、日本の有病率は低いことがわかります。

日本発祥の「母子手帳」

ちなみに糖尿病とも関係の深い人工透析治療でも、日本は世界で非常に高いレベルであることがわかっています。

血液透析患者の治療方法と予後についての国際調査「DOPPS」によると、透析患者の1年間の粗死亡率（1997〜2001年）は、アメリカ21・7パーセント、ヨーロッパ15・6パーセントに対して、日本は6・6パーセントです。アメリカの3分の1以下、ヨーロッパとくらべても半分以下なのです。

この良好な結果をもたらしている要因は、ひと言で言えば日本的なきめ細かさでしょう。透析では腎臓にかわって血液を濾過《ろか》するダイアライザーという装置が用いられますが、ダイアライザーは、日本では一回ごとに交換されます。しかし、アメリカなどでは高額費用を払うことのできる一部の富裕層を除いては、繰り返し使われることが多く、こうした違いが透析患者の予後を大きく左右していると思われます。

人工透析は高額であり、そのため医療費が膨らむとの指摘もありますが、アメリカの場合、費用の面からダイアライザーを毎回交換するわけにはいかないという事情があります。これは、アジアの新興国も同様の状況です。

日本の医療制度は国民皆保険に象徴されるように、末端まで漏れなくカバーしようとする扶助精神が強いのですが、近年、これを他国が見習おうとする動きも出ています。日本の「母子健康手帳」が海外で注目され、導入する国が増えているのはその表れでしょう。

日本の乳児死亡率は2・1（出生1000人あたりの数）で、これは世界でもっとも低い水準です。このような乳児の高い安全性を実現するうえで、母子健康手帳が果たした役割は大きいと言えます。母子健康手帳は終戦まもない昭和23（1948）年に日本独自の制度として始まっており、すでに70年近い歴史を持っています。

この日本の取り組みにならって同様の手帳を導入した国は、韓国、タイ、アメリカ・ユタ州、チュニジア、コートジボワール、インドネシアなどで、そのほかに導入を検討している国も多い。母子の健康のために日本で生まれた制度が世界に広がりを見せているのは、おおいに誇っていいことです。

国民は医師をどう見ているか

日本の医療レベルは、世界に恥じない優れたものにもかかわらず、その医療レベルの高さほどには、医師は国民の信頼を得ているとは言いがたいようです。本書の冒頭で触れた医療への根強い不信感は、それを物語っています。

では、海外の場合、医師は国民からどのように見られているのでしょうか。

たとえばアメリカとヨーロッパでは、どちらが医師はリスペクトされているかと言えば、ヨーロッパに軍配が上がります。なぜかと言うと、ヨーロッパの医師は収入がそれほど多くありません。おもしろいもので、医師の収入と尊敬は、つねに反比例するのが世のならいなのです。

イギリスやスウェーデンなどの国でも、名の知れた名医に診てもらう場合は自費や民間保険での支払いになるため、それ相応のお金がかかりますが、これは例外的です。これらの国では、日常的に地域のかかりつけ医に診てもらうぶんにはお金はほとんどかからず、また医師もそれほど豊かな暮らしはしていません。

彼らはいわば庶民の味方ですから、それなりに地域で尊敬されており、昔の日本の「赤ひげ」のイメージと少し重なるところがあります。実際、ヨーロッパのかかりつけ医に聞いてみると、お金にはならないが、周囲の人びとから認められた存在であるからとくに不満はない、という言い方をします。庶民のための町医者であることに、彼らなりに誇りを持っているように見受けられます。

ただし、ヨーロッパの医師は、日本人の常識からすると、にわかに信じがたい一面を持ちあわせています。

フランスのパリには「夏に病気をするなかれ」といった都市伝説（？）があると言います。なぜかと言うと、夏になると、開業医がごっそりバカンスに行ってしまうからです。日本でもお盆になると、町の医院が夏休みをとりますが、長くてもせいぜい4～5日程度のものです。ところがフランスの医師は、誰はばかることなく4週間のバカンスをとって、リゾート地へ行ってしまいます。

その間、受け持ち患者の治療はどうするかと言うと、仲間の開業医にデータを渡して、「留守中よろしく」と頼む。これは持ちつ持たれつで、頼まれた医師は少し時期をずらしてバカンスをとる。患者のほうも心得たもので、かかりつけ医のバカンス中は、ピンチヒッターの医師のもとに通うわけです。

こうした医師のバカンスはフランスだけでなく、イギリスやドイツも同じですが、これらの国では、これまた日本では考えられないことに、勤務医がストを起こすことがあります。

ドイツでは研修医の労働組合や中堅勤務医の労組、さらには開業医の労組もあります。開業医のストはさすがにあまりありませんが（ストをしても、自分たちの収入が減るだけです）、勤務医は労働条件の改善を求めて、ときどきストを起こす。ほかの労働者もストをやるのに、自分たちがやって何が悪いのかというのが彼らの言い分です。その場合、さすがに救急だけは命にかかわるのでストップすることはありませんが、外来機能はほぼ完全に止まってしまうので患者は大変です。

しかし、ストはともかく、医師のバカンスについてはヨーロッパの人びとも寛容です。むしろ休みもとらずに働いてばかりの医師では尊敬されにくいと言ったほうがいいかもしれません。

そう考えてゆくと、ヨーロッパの開業医のポジションといったものが、なんとなく理解できると思います。つまり、それほど金持ちではないけれども、貧しくもなく、地域の人びとからまずまず尊敬される存在で、夏にはゆっくり避暑地で過ごすくらいのゆとりある人生。休みもろくにとらずに働いているのに、あまり尊敬されない日本の医師からすると、なかなか羨《うらや》ましい話です。

いっぽう、アメリカの医師は必ずしも周囲から尊敬されているとは言いがたい存在です。医師は『フォーブス』誌の「なりたい職業」ランキングで10位以内にも入っておらず、2015年のUSニュースの「よい職業」ランキングでは、1位はアメリカ独自の資格である足専門の医師で、2位は歯科医でした。

アメリカの場合、稼ぐ医師はべらぼうに稼いでいるので、医師の平均収入は日本やヨーロッパを上回っています。この国では、医師も一般的なビジネスマンのようなイメージに近く、世間も尊敬の対象というよりも、USニュースのランキングから見ても「稼げる職業」

という受けとめ方のほうが一般的でしょう。

付け加えれば、いくらアメリカでは医師が尊敬されないと言っても、中国ほどではありません。中国の場合は、尊敬の以前に、あまり信用すらされていないからです。この国では医師も当然公務員ですから、本給そのものはそれほど多くはありません。しかし、彼らは庶民とは異なり、一様に立派な家に住んでいます。これにはふたつの理由があります。

ひとつは、医師は国から特別にいい家があてがわれており、本給は多くなくても、そういうかたちで庶民とは区別されていることです。

もうひとつは、薬をめぐる裏金です。中国の病院では処方される薬の量が半端ではなく、なにしろ病院の売り上げの約半分が薬で占められているほど。薬の量が多いと言われる日本でも、その売り上げはせいぜい2割程度ですから、中国の薬がいかに多いかがおわかりいただけるでしょう。この薬がもたらす莫大な売り上げは、同時に製薬会社からの巨額のキックバックをともなうと言われ、これが中国の医師たちの懐《ふところ》を潤すことになります。

中国の庶民はそれを知っていますから、なかなか尊敬する気にはなれないのでしょう。

日本の看護師に驚く外国人

医療レベルは医師の技量だけで決まるものではありません。医師とともに重要なのが看護師の働きです。

厚労省によると、看護師、准看護師、保健師、助産師を合わせた日本の看護職員の数は、2014年で約160万人(うち約7割が看護師)。この数は15年前とくらべておよそ1・5倍に増えており、高齢社会を背景にした看護需要の高まりがうかがえます。

もっとも、OECDの調査から人口1000人あたりの看護師数の国際比較を見ると、日本は11人で、これは決して少ないほうではないけれども、それほど多くもない。先進国のなかで、ちょうど中位くらいに位置しています。ちなみに看護師の多い国はスイス(17・6人)、ノルウェー(16・9人)、デンマーク(16・5人)などです。

数のうえでは日本は特筆すべきものはありませんが、その仕事内容に目を向けると、日本の看護師は世界的にも希有《けう》な存在である、と言っても過言ではありません。

よく聞くのは、外国人旅行者が訪日中に病気やケガで入院し、そのとき日本の看護師はこんなことまでしてくれるのかと驚き、感動したという話です。たとえば日本の看護師は入院患者のベッドメイキングもすれば、食事の配膳、風呂上がりには患者の体を拭いたりもします。こういうことは欧米の看護師はまず、しません。欧米ばかりではなく、中国や韓国などアジアでも見られない。つまり、日本人なら当たり前だと思っている看護師の仕事が、海外ではありえないことなのです。

では、なぜ日本の看護師は本来の看護業務だけでなく、こうした患者の身の回りのケアまでこなすのでしょうか。

これは、日本人特有の気くばり精神というか、きめ細やかさに起因していると言っていいでしょう。その日本人気質を反映して保健師助産師看護師法という法律には、看護師について「傷病者に対する療養上の世話又は診療の補助を行うことを業とする」としています。したがって「療養上の世話」、すなわち患者の身の回りのケアにあたることは、日本においては、法が定めた、れっきとした看護師の仕事なのです。

これに対して海外では、患者の身の回りのケアは家族がすべきことであり、看護師が手を差し伸べることはありません。看護師はあくまでも医療業務しかせず、そこの線引きははっきりしています。患者にとっても、その家族にとっても、日本の看護師のほうがありがたいのは当然で、逆に日本人が海外の病院で看護師に接すると、なんともソッケなく感じるはずです。

こうした日本と海外の看護師の違いが如実に表れるのは、在宅医療の現場です。患者の自宅に行くと、日本の看護師はお風呂上がりの体を拭いたり、着替えを手伝ったり、こまごまとしたことに手を貸すのが普通です。しかし、海外の看護師は在宅医療でもそういうことはしません。本人の自立のために、そういうことには手を貸さないほうがいいという考えにもとづく部分もあるかもしれませんが、基本的に患者の身の回りのケアは家族やヘルパーの仕事であって、看護師の仕事ではないといった意識がうかがえます。

さらに日本の看護師は、入院患者への日常的な「声かけ」をよくします。「ゆうべはよくお休みになれましたか」とか「今日は食事、全部食べましたね」といった患者の健康状態をチェックする言葉ばかりではありません。「息子さん、来てくれてよかったですね」「お孫さん、かわいいですねえ」というような、さりげない言葉を日常的に口にする。これも外国人が感動するひとコマでしょう。

そのほかにも、長年の勤続を終えて引退した総師長さんが、そのままボランティアとして病院に残り、なじみの患者の話を聞いてあげるとか、末期の患者の今までの人生の思い出話に何時間も耳を傾ける、といった話も聞きます。これらは万事効率重視の欧米では考えられないことです。

私の知る看護師で、シンガポールの病院で働いた経験のある女性がいますが、彼女によると、シンガポールの看護師も患者の身の回りの世話などは一切しないそうです。日本とシンガポールの両方で看護師として働いた経験から、彼女は日本のようにさまざまなサポートやケアをすることによって患者とのコミュニケーションが生まれ、信頼関係が深まると実感したといいます。

ただ、患者の日常のケアやホスピタリティの部分は抜きにして、医療サポートのところだけを見ると、アメリカの看護師のレベルは決して低くありません。

日本の看護師の学歴は大卒と専門学校卒がまざっていますが、アメリカの看護師には大卒が多い。アメリカにも准看護師がいますが、看護師だけで日米の学歴をくらべると、アメリカのほうが高く、修士課程を修了した看護師もめずらしくありません。もともと看護学という学問はアメリカのほうが進んでおり、看護師は知識も豊富です。

日本でも近年、大学の看護学科が増えるなど看護学の高等教育化が進んでおり、これまでアメリカとくらべてやや低学歴の人が多かった日本の看護師も、アメリカに追いつきつつあります。

なお、日本では医療行為ができるのは医師だけで、看護師が行うことはできませんが、海外では医師の指示なしに簡単な診療を行ったり、医師の補佐役として麻酔を打つなどの医療行為を行うことができる国もあります。先ほどの『フォーブス』の「なりたい職業」ランキングの4位には、麻酔をかけることができる看護師が堂々とランキング入りしていました。

さらに、医師不足が極端な新興国のなかには、看護師が医師の代わりをつとめるケースが当たり前のように見られる国もあります。

日本でも在宅医療の需要増などを背景として、医療行為のできる「特定看護師」の資格を新たに創設すべしという指摘があります。日本医師会などの反対で創設は見送られましたが、そのかわり2015年から厚労省は「特定行為に係る看護師の研修制度」をスタートさせ、医師の指示がなくても手順書により一定の診療補助ができる看護師の養成に乗り出しています。

アメリカの最先端医療は自己責任

ここまで見てきたように日本は、医師・看護師ともに、その水準は十分に高く、世界的にも堂々と胸を張れるレベルと言えます。しかしそのいっぽうで、日本がとくにアメリカとくらべて、あきらかに弱いのが最先端医療の分野です。

たとえば臓器移植や遺伝子治療。日本がこれらの最先端医療に弱い理由のひとつに倫理上の足かせがありますが、それとともにチャレンジに対して慎重な社会風土も要因になっています。

最先端医療に積極的なのは、なんといってもアメリカです。ただし、その旺盛なチャレンジは、精神風土に根ざすという以上に、アメリカの医療制度によって生み出されています。

国民皆保険の日本と異なり無保険の人がめずらしくないアメリカでは、高額な治療費を払えない人がリスクの高い治療を無料で受けることができるという選択肢があります。そのリスクの高い治療というのは、まだ安全性が確立されていないもので、ありていに言えば、治療ではなく治験です。

この場合、患者は最先端の医療施設に入り、至れり尽くせりのサービスのもと、一般の病院では絶対に受けられない治療を受けることができる。けれども、その結果については、患者が自己責任において受け入れなければならない、というものです。もちろん、不幸にしてその患者が最先端の薬剤投与の群でないところに回された場合にも、倫理的な配慮は十分になされています。

アメリカ式の良し悪しはともかく、このようなやり方は日本ではなかなか受け入れられないでしょう。アメリカが最先端医療で世界をリードできている背景には、こうした側面もあるというわけです。

加えて、アメリカでは日本と違って病院が集約化されているため、医療機器会社や製薬会社にとっては、一ヵ所の病院に治験を依頼すれば症例が集まりやすいというメリットがあります。日本では治験を行う場合、あちこちの病院に同時に依頼しなければなりません。このとき治験のやり方や条件が統一されていなければデータとしての信憑性が揺らぐので、事前のミーティングや調整を念入りに行う必要があります。

日本の治験はこうした繁雑な業務をともなうため、製薬会社と病院の間に入って治験業務をサポートする専門機関が存在します。同じような専門機関はアメリカにもありますが、日本のほうが手間がかかることはまちがいありません。これが治験のコスト高を招いているのですが、要するにアメリカのほうがいろいろな意味で治験が格段にやりやすく、それが最先端医療の発展を後押ししているわけです。

なぜ治験に時間がかかるのか

日本は治験に時間がかかることで知られており、新薬の発売までにかかる時間は、欧米の約2・5倍と言われてきました。最近は改善されつつあるものの、この「ドラッグ・ラグ」は、日本の医療・製薬界にとってひとつの課題であることに変わりはありません。

日本で新薬が実際に使われるようになるまでに時間がかかっていた理由は、まず治験開始までの申請に時間がかかるうえに、治験そのものに時間がかかり、さらに審査にも時間がかかっていたからです。

治験そのものに時間がかかるのは、前述したように日本の場合、病院が集約化されていないことが要因のひとつになっていました。そこで厚労省は2007年以降、治験の迅速化を目指して全国10ヵ所の拠点病院の指定を行い、治験中核病院として補助金を出しています。

これは、がん、アルツハイマーなど、病気ごとに拠点病院を定め、治験を集中的に実施することで短縮化を図ろうというものです。

これらの取り組みによって、日本の治験はかつてよりも迅速化されていますが、それでも、ひとつの病院や病院グループで統一的に行うよりは手間がかかるのです。なによりも、安全性が確立されていない治療を無料で患者に施すことができるアメリカには、まずかないません。

さらにアメリカには、ビジネスの成功者が医療分野の新しい技術や設備に積極投資するという強みがあります。

これはビジネスの側面もありますが、成功者の社会還元の一環として行われることが多いのです。2015年にビル・ゲイツがHIV／AIDSワクチン開発のために日本円にして6億円を寄付して注目されました。最近でも、IT企業「セールスフォース・ドットコム」のマーク・ベニオフ会長兼CEOが、サンフランシスコにベッド数183床の新しい小児専門病院を建設する費用として約200億円を寄付しましたが、とくに医療分野は功なり名を遂げた人物の社会貢献先としてお金が集まりやすい。かたや日本はというと、ノーベル賞を受賞したiPS細胞の山中伸弥博士ですら、みずからあちこちで講演をしてアピールしないと、お金が集まらないのが実情です。

こうした違いが、日米の最先端医療の差に如実に表れていると言っていいでしょう。

世界をリードする粒子線治療

では、日本は最先端医療ではアメリカにまったく歯が立たないのか？　そんなことはありません。たとえば、陽子線や重粒子線を利用した粒子線がん治療。粒子線は体内深くにあるがん細胞をピンポイントで叩くことができるため、従来の放射線治療では効きにくかった難治性のがんにも有効とされています。これは日本が世界をリードしています。

がん診断や治療の分野で世界1位と言われている米国のMDアンダーソンがんセンターに、日本製の陽子線治療機器が導入されて使われているのです。最先端医療の多くで、日本がアメリカの後塵を拝しているのは事実ですが、逆にアメリカに日本発の技術が生かされていることもあるのです。

そしていま、アメリカに続けとばかり、高度医療に力を入れはじめているのがイギリスです。

イギリスやスウェーデンのような「低自己負担・低医療型」の国は、もともと高度医療に熱心ではありませんでしたが、最近はこれらの国でもバイオベンチャーをはじめとする医療ベンチャーが誕生するようになりました。そればかりか、イギリスのオックスフォード大学では、国家プロジェクトのようなかたちで大規模な疫学調査が長期にわたり続けられています。これは、住民の健康データをビッグデータとしてデータベース化しようというバイオバンク構想にむけた取り組みで、将来的にそこから新たな治療法や新薬が生まれる可能性があります。

最先端医療の取り組みにおいて現状、日本とアメリカやイギリスをくらべると、残念ながらアメリカやイギリスのほうが勝っているといわざるをえません。日本では幼い子が臓器移植のためにアメリカで手術を受けるといったニュースがときどき報じられますが、最先端医療を海外で受けるという、このような報道も、日本人が自国の医療レベルを過当に低評価する一因になっていると思われます。

平均的な医療水準が高い

日本ではできない治療がアメリカならできる。当然、アメリカはすばらしい最先端医療が受けられる国だと思う人は多いでしょうし、それはまちがっていません。

ただ、アメリカがすばらしいのは最先端医療という特殊な分野であり、平均的な医療水準がすばらしいわけではない。誤解してはならないのは、平均的な医療水準が高いのは日本のほうだということです。

あらためてこの章で述べてきたことを整理しましょう。

まず肺がんをはじめとする臓器がんの5年生存率や医師の技量が示す医療水準は、日本が世界を確実に上回っています。幅広い業務をこなし、ホスピタリティにあふれた日本の看護師のレベルも、世界のどこにも負けていません。これらに対して最先端医療については、アメリカが世界のトップを走っており、日本はイギリスにもおくれをとりつつある。

したがって、ここに立てた3本の指標の星取りは、日本の2勝1敗となります。日本は「医療レベル」において世界を相手に勝ち越すことになります。

しかも国民皆保険の日本では、アメリカのように高額な医療費を自己負担しなければ高度な医療が受けられないわけではありません。きわめて高度な医療は別として、保険の適用範囲内で、世界的に見てもかなり高水準の医療を受けることができます。本書の冒頭で日本の医療を「中自己負担・中医療型」に位置づけましたが、日本の場合、正確には「中自己負担・准高医療型」としたほうが実態に即しています。

そこそこの自己負担で、世界水準から見れば充分に高度な医療が受けられるゆえに、日本はさらなる高みを目指す最先端医療への情熱にとぼしいのかもしれません。やや頼りない最先端医療への取り組みも、国際比較というフィルターを通してみると、よくできた「中自己負担・准高医療型」の裏返しと言えるでしょう。

第２章　医療の身近さを比較する

すぐに医者に診てもらえるか

どれほど高い医療技術があっても、それが一般の国民の手に届かないものであれば意味はありません。あるいは、体に変調を覚えたときに、すぐに診てくれる医師が近くにいるかどうか。これも重要です。

つまり、いろいろな意味で、医療は多くの人びとにとって「身近」であることが非常に重要です。

この医療と人をつなぐのが健康保険ですが、日本は周知のように国民皆保険制度をとっています。そこで、医療の身近さをはかる指標として、まず国民皆保険制度について見ていきましょう。

最初に結論を述べてしまいますと、日本の健康保険制度、これは世界でもっとも優れていると言っていい。

こう言うと、海外事情に明るい読者から、そんなはずはない、日本は医療費3割負担だぞ、イギリスなんか無料じゃないかと、そんな声が聞こえてきそうです。

そのとおり、イギリスや北欧の医療はほとんど税金で行われていますから、患者の自己負担は基本的にほとんどありません。では、これらの国の医療体制や医療サービスがどうなっているか。それを詳しく見ていくと、おのずと日本の医療制度がいかに優れているかがわかります。

どこか具合が悪いとき、近くの医院で診てもらう。日本では当たり前のことですが、イギリスでは違います。なぜなら、イギリスでは医師にかかるまでに踏むべき手順といったものがあり、通常、患者がまず出向くのは薬局だからです。

ここで自分の状態を相談して薬を買う。薬を飲んでも改善しなければ、次にコンタクトをとるのは医師ではなく、看護師です。欧米には医師の指示なしに診断や薬の処方などを行うことができるナース・プラクティショナーという上級看護師がいて、イギリスではこうした看護師がたくさん独立して開業しています。そこにまず電話をして相談し、助言を受けるわけです。

ここまでで治ってしまう患者も少なくないでしょう。ですが、そうはいかない患者ももちろんいます。すると、この段階でようやく地域のかかりつけ医の診断を受ける、というのがイギリスの医療体制の基本です。そして必要に応じてかかりつけ医から大学病院や専門医を紹介されます。日本のように、患者が自らの意思で病院を選べるのとは大違いです（図２―１）。

自己負担ゼロのマイナス面

そこで、思い出すのはこんなエピソードです。

私の友人が学生時代にイギリスの田舎町にホームステイした際、風邪をひいて寝込んでしまった。そのとき、その家の奥さんが部屋にやってきて、「これを飲んで寝ていれば治るわ」と枕元に置いていったのは薬ではなく、大きな瓶に入ったオレンジジュースだったそうです。

しょうがないので、彼はそれを飲んで眠ったら翌朝には熱が下がっていたそうですが、オレンジジュースにはビタミンが豊富に含まれていますから、この「処方」はまちがっていません。きっと彼が世話になったその田舎町では、昔から風邪をひいたらそうするのがセオリーなのでしょう。するとイギリスの田舎の医療体制は、風邪をひいたら薬局よりも前にさらにもうひとつ、オレンジジュースという第一段階があることになります。

要するに、この国では具合が悪いからといって、すぐに医師に診てもらえるわけではなく、医師までの「距離」が遠いのです。もし、いきなり医師を訪ねても、あまり相手にしてもらえません。もちろん救急の場合は別ですが、そうでない通常の場合、かかりつけ医の予約にも時間がかかるので、まず薬局の窓口に行くことから始めないといけないわけです。救

図2－1　「医療へのアクセス」における日本とイギリスや北欧の違い

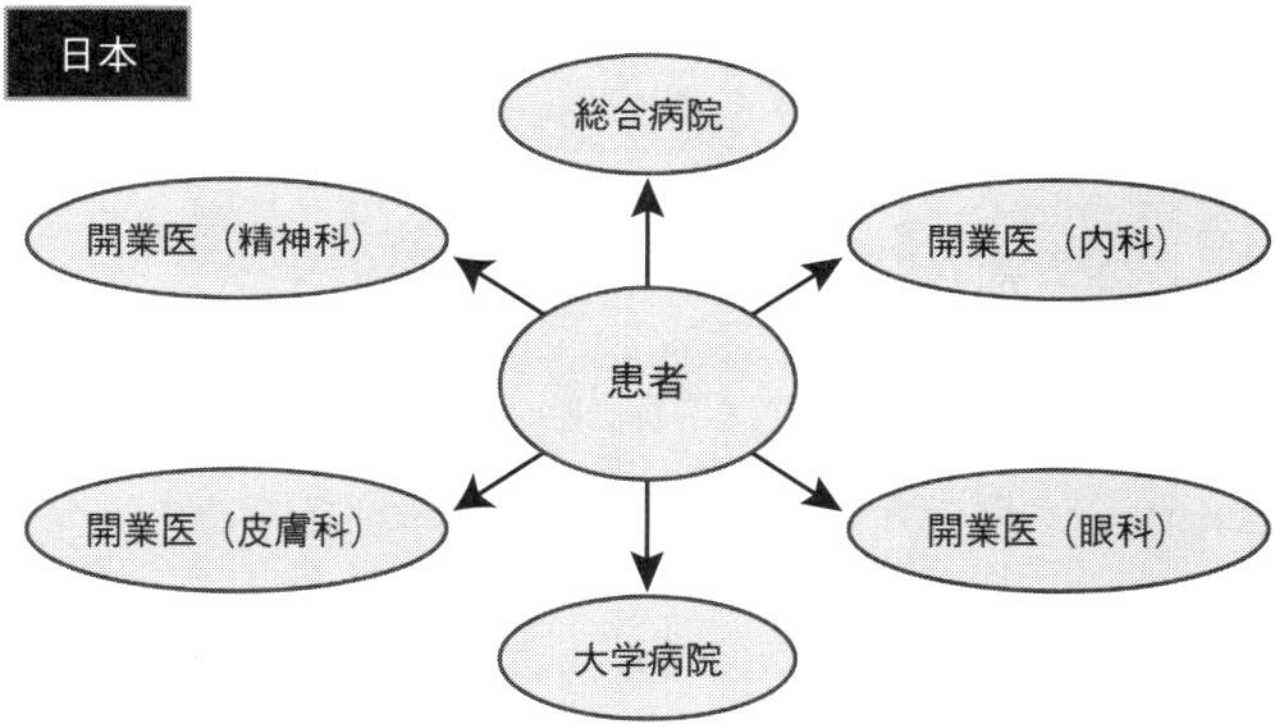

患者は自らの意思で、あらゆる医療を受けられる

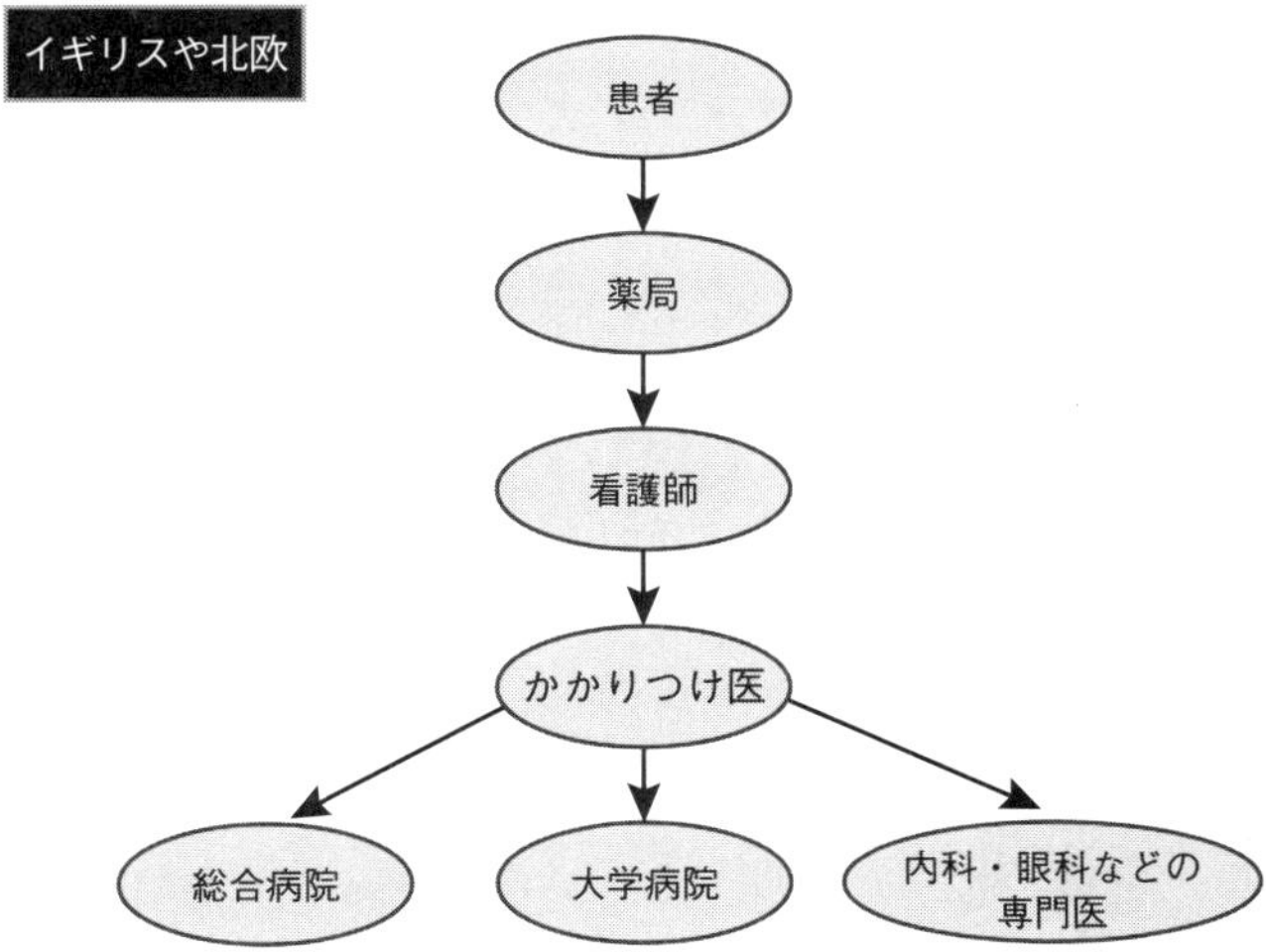

患者はかかりつけ医に診てもらうために段階を踏まねばならない。
その後も医療機関を自らの意思で選ぶことはできない

急の場合にもトリアージといって、優先順位がまず決められます。当然、重病でない、優先度が低いと判断された患者は後回しになります。

地域のかかりつけ医にさえ、すぐには診てもらえないイギリスですが、それにしても、なぜこうした形になっているのでしょうか。

簡単に言うと、患者の自己負担をゼロにして、税金で医療をまかなおうとすると、必然的にこうならざるをえないからです。日本のように、ちょっとした風邪や腹痛でいちいち医師にかかっていたら、とても医療体制を維持することができない。そのため、まずは各自で買い薬を試すことから始めてもらい、それでダメなら看護師に、それでも改善しないときはかかりつけ医へ、というように医師の受診へのハードルをなるべく高くしているのです。これは、税金で医療費をまかなっている国の限界と言ってもいいかもしれません。

もっともよく医者にかかる日本人

ちなみにイギリスの医療制度とよく似ていて、やはり税金で医療費の大半をまかなっているスウェーデンでは、国民1人あたりの医師にかかる回数は年間2・9回です。OECDの統計によると、加盟国の平均が6・6回。これに対して日本は12・9回です（図2―2）。スウェーデンは約3回、日本は約13回。この数字の開きは、医師との距離の違いでもありま

図2−2　国民1人あたりが1年間で医師にかかる回数

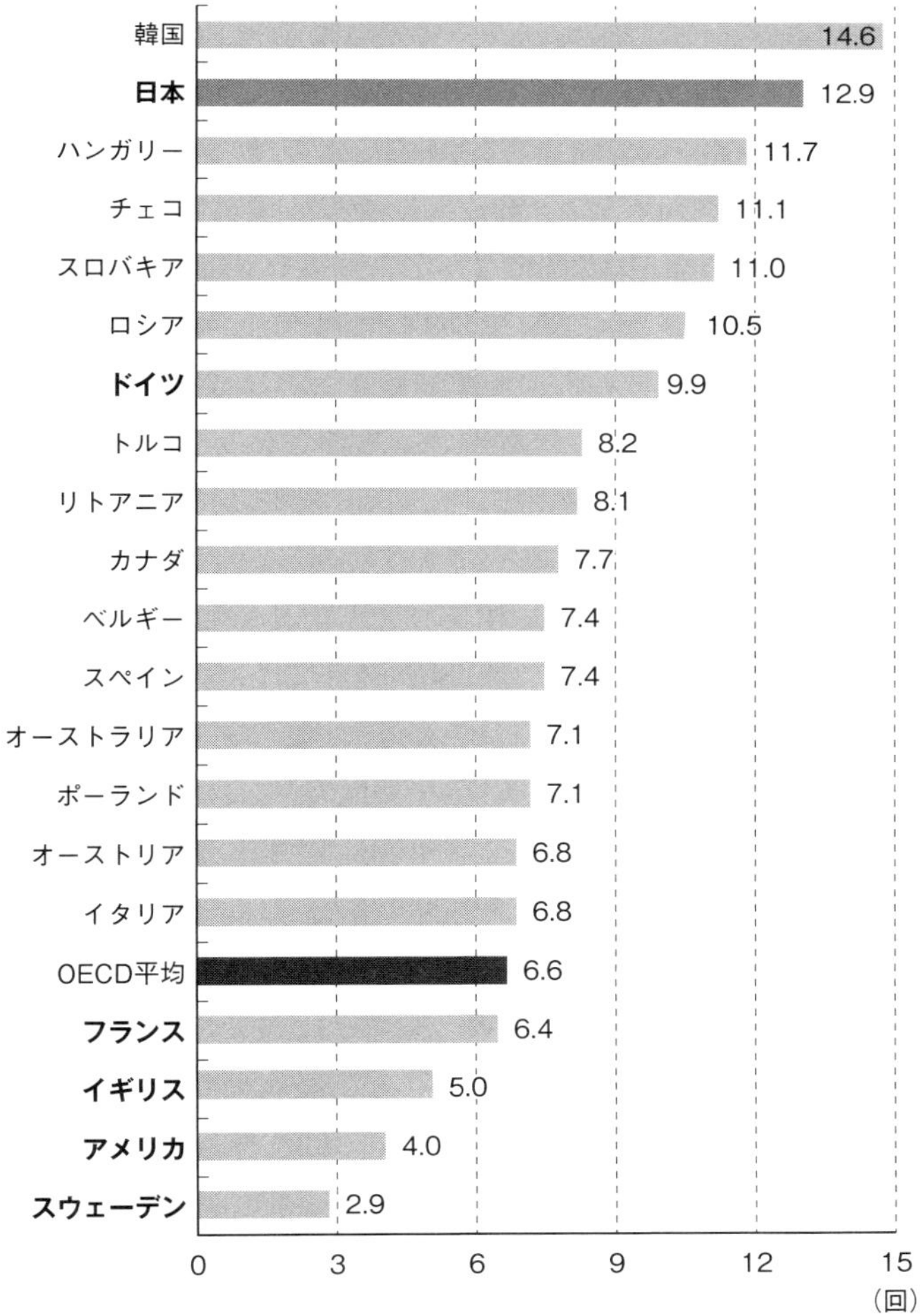

OECD Health Statistics 2015より

す。

もうひとつ、国際比較調査グループのISSPが2011年に行った、こんな調査結果があります。「この1年間に医療機関を受診したか」の質問にイエスと答えたのは、調査31ヵ国中、日本が64パーセントでトップです。つまり、日本人は世界でもっともよく医者にかかる国民なのです。

これに対してスウェーデン人は、めったなことでは医者にかからない。というよりも、かかれないと言ったほうがいいでしょう。イギリスと同様の仕組みになっていて、医師にたどりつくまでが遠いからです。それでは当然不都合なので、スウェーデン政府は医療政策の目標として、希望すれば1週間以内に医師の診察を受けられること、必要な手術は90日以内に受けられることなどを挙げています。

国の掲げる目標がこれですから、実態はこの何倍も時間をかけないと、医師の診察も手術も受けられないということです。付け加えると、スウェーデンでは大人が歯科にかかると自己負担が大きくなるため、こちらも日本のように身近ではありません。

医師にかかるハードルが高いのはアメリカも同様ですが、こちらは医療費が高いことがバリアになっており、そのバリアを越えられるのは、経済的に余裕のある人たちだけです。それに対してイギリスやスウェーデンは、制度によってバリアをつくっていて、どちらにしても国民にとって身近な医療体制とは言いがたい。日本人の常識からすると、医療のアクセスが非常に悪いと言わざるをえません。

こうした海外の医療事情を知れば、ちょっと頭やお腹が痛いというだけで当たり前のように病院に行く日本人が、いかに医療の身近さの恩恵を受けて暮らしているかがよくわかると思います。

イギリス人医師の公務員気質

イギリスの医療体制の話をもう少し続けましょう。

この国のかかりつけ医は、日本のいわゆる開業医とはかなり異なっています。その大きな違いのひとつは、それらの医師が準公務員であることです。

そのため日本の開業医のように、どこでも診療所を構えることはできず、一定のエリアごとに医師が一人ずつ置かれ、それぞれが２０００人とか３０００人の住民を受けもつようになっています。その割り当て人数に対する報酬を国からもらっており、たくさんの人を診察したから、それだけ報酬が増えるというものではありません。近年は多く診察したり夜間診察をした場合、報酬が少し加味されるといった出来高の要素が採り入れられていますが、準公務員としての基本的な報酬体系は同じです。

そうしたことからもイギリスのかかりつけ医は、積極的に多くの診察をこなそうとはしません。収入が変わらないのであれば、患者は少ないほうがいいと考えるのは無理からぬことでしょう。

というように、イギリスではなるべく医者にかかりにくくしているのですが、これでは当然、弊害が出てきます。薬局の次の看護師段階では、超音波検査を行うわけでもレントゲンを撮るわけでもありません。してくれるのは医療相談程度のことです。さらに地域のかかりつけ医でも、機器類は心電図があるくらいで、本格的な検査機器となると、やはり大きな病院に行かざるをえない。

しかも、大きな病院で検査を受けるにもすぐにというわけにはいきません。イギリスには日本の病院のようにCTやMRIがたくさんないので、検査のために長ければ数ヵ月待ちになることもよくあります。日本の「3時間待ち」どころの話ではありません。2時間、3時間待たされようと、病院に行ったその日に検査が受けられるのが当たり前の日本人からすると、気の遠くなるような話です。

しかし、そんな悠長なことはしていられないという患者も出てきます。進行性のがんなど、何ヵ月も待って大きな病院で検査を受けるころには、かなり進んでしまっているということがあるからです。それはそれで自己負担により大学病院などで診てもらえるルートはイギリスでも用意されているのですが、なかには日本ではあまりない方法で治療を受けるケースも少なくありません。

それはインドなどの他国に飛んで、そこで治療を受ける医療ツーリズムというやり方です。かつてイギリスの植民地だったインドには、イギリス人をはじめとする外国人患者を受け入れる病院があり、そういうところでは、お金さえ払えば、その日のうちに検査を行い、場合によっては翌日に手術をしてくれます。

インドにはイギリスやアメリカで高度な医療を身につけた医師がいて、言葉も通じるうえに欧米にくらべて医療費も安い。観光資源も豊富ですから、いわゆる医療ツーリズムの訪問先としても、いい条件をそなえています。

インドの一般的な医療レベルは日本とくらべて決して高いとは言えませんが、富裕層や外国人患者向けの非常に優れた病院もあります。たとえばニューデリーやコルカタなど国内各地に大規模なチェーン展開をしているアポロ・ホスピタル・グループは、心臓バイパス手術や臓器移植手術では世界トップクラスです。チェーン展開しているだけに、医師だけで何千人も擁し、国外からの患者は欧米を中心に年間10万人近いというから驚かされます。

最近はアジアを中心にこうした医療ツーリズムへの対応に熱心な国が増えていますが、韓国もそのひとつです。ソウルをはじめ国内６ヵ所に10病院を展開するウリドゥル病院は、脊椎治療に特化した病院で、医療ツーリズムの対応では最先端と言われています。なにしろ外国人患者のために金浦空港に分院があり、そこには日本語が話せるスタッフも常駐。手術には切開を最小限にする技法を採り入れ、平均4日という入院日数の短縮化を売りにしています。

この病院は外国人患者の受け入れだけでなく、海外にも進出していますが、いまや医療もひとつの「ビジネス」として国境を越えるようになっています。

そういう動きのなかで、国内の数ヵ月待ち医療につきあいきれないイギリス人には、インドで速やかに治療を受けるという新しい選択肢も用意されているわけです。

患者の「消費者意識」の違い

とはいえ、そんなことができるのは、インドまでの飛行機代を惜しまなくてもいい一部の富裕層です。多くの国民は税金の範囲で医療を受けるわけですから、検査には長ければ3ヵ月待ちを覚悟しなければなりません。

これでは国民もたまったものではなく、イギリスではさぞ医療体制への不満が渦巻いているだろうと思ったら、意外にそうでもないのです。

イギリス人に聞くと、日々の医療に関しては満足しているという声が少なくないことに驚かされます。薬局、看護師を経て、ようやくコンタクトをとったかかりつけ医に、電話口で「それは風邪だから、薬を買って寝ていなさい」と言われても、あまり腹を立てる様子もありません。大病院での診療待ちや検査待ちにしても、日本人のようにカリカリ、イライラしない。国民性の違いと言えばそれまでですが、ヨーロッパ人はスーパーのレジに長蛇の列ができていても、わりとおとなしく並んでいて、待つことは平気のようです。

そうした国民気質によるところもあると思いますが、やはり医療制度として患者が自腹を切る部分があるかないか、これが大きいはずです。

日本の場合だと、国民が医療費の3割を負担しているから、自分の懐を痛めることで消費者意識や権利意識が生まれます。だからこそ、大学病院などで「長時間待たせるな」「もっとサービスをよくしろ」といった声が上がるわけです。しかし、国民の負担ゼロ、すべて税金でまかなわれていると、消費者意識は生じにくい。それだって、自分たちの税金じゃないかと言えばそうですが、自分の財布から直接払うものがあるのと、まったくないのでは全然ちがいます。

このように考えていくと、日本の国民皆保険制度の3割負担というのは、なかなかどうしてよくできていることがわかります。「3割くらいならしょうがない」と払ってしまうけれども、「払っているのだから、ちゃんとやってくれよ」と小言のひとつも言いたくなり、それが医療サービス向上につながるというわけです。

日本を真似ようとしたアメリカ

いっぽう、アメリカは先進国のなかではめずらしく国民皆保険制度になっていません。

前述したように、アメリカは最先端医療のトップランナーで、それは世界中の医師が留学先にアメリカを選ぶことでも証明されています。そうした国でありながら、アメリカではきわめて高度の医療を受ける人がいる反面、医療保険に入っておらず、またお金もないために適切な医療が受けられずに命を落としていく人が少なくありません。

では、なぜアメリカは国民皆保険制度になっていないかと言うと、自由主義と資本主義の価値観を何よりも重視するこの国の理念に根差しているからと言えます。裕福な人には最高の医療を、そうでない人はそれなりの医療を、というのは、資本主義下の医療制度として、しごくまっとうであるとも考えられます。

医療保険制度にしても個別性が強いのがアメリカの特徴で、州によっても異なれば、国レベルで高齢者や貧しい人を対象にしたもの、あるいは子ども用の公的な医療保険制度もあります。さらに大企業では自社で医療サポートを充実させている例も多く、そういう点でも個別性の強さがうかがえます。

ちなみに、中国では2013年に都市従業員基本医療保険（加入者2・7億人）と都市住民基本医療保険（2・96億人）、新型農村合作医療保険（8・02億人）ができ、おおむね国民皆保険を構築したという状況です。しかし、中国の医療制度については後述しますが、都市と農村の医療格差が著しく、皆保険制度導入の以前に解決しなければならない問題が多いように思います。

韓国も日本を真似て皆保険制度を採り入れましたが、自己負担が大きく、現状ではそれほどうまく機能しているようには見えません。

そして、アメリカもまた、オバマ前大統領が国民の大半に医療保険への加入を義務づけるなど皆保険制度を目指しました。いわゆる「オバマケア」と呼ばれるものです（トランプ大統領がこの制度に反対しているので、先行きは不透明ですが）。

じつはこのアメリカの動きは、日本からすると少し皮肉めいた話です。と言うのは、日本の皆保険制度は昭和36（1961）年にでき、すでに半世紀以上の歴史がありますが、そもそもなぜこうした制度が定着したかというと、終戦後のGHQの政策が投影されているからです。

当時のアメリカには社会主義的な発想を受け入れるような空気があり、国内ではともかく、日本でこういう制度を試しにやってみてはどうかという意見があったと言います。つまり、当時のアメリカ人が考えた理想的な医療制度を、日本という実験場を借りて行ったと言ってもいいでしょう。

いわばアメリカが押しつけた制度をきちんとかたちにして運用し、今日のように完成させたのは日本人です。それがことのほかよくできていて、戦後約70年たって、日本のやりかたを真似ようという声が出始めたのが、あの「オバマケア」という考え方だったのです。

医師の数は平均よりも少ない

医療の身近さをはかる二つ目の指標は、医師の数です。いかに医療制度や保険制度が充実していても、実際に患者を診察し、治療にあたる肝心の医師が不足していれば、国民にとって身近な医療は実現しません。

そこで、OECDの調査から人口1000人あたりの医師数を見ると、日本は2・3人。これは残念ながら多くはありません。OECD加盟国のなかでも、かなり低い数字です。

医師数の多い国は、ギリシャ(6・3人)、オーストリア(5・0人)、ロシア(4・9人)などが上位を占めており、主要国はドイツ4・1人、スウェーデン4・0人、フランス3・3人と、いずれも日本よりも多く、OECDの平均が3・3人ですから、日本はそこにも達していません(図2―3)。

図2−3　人口1000人あたりの医師数

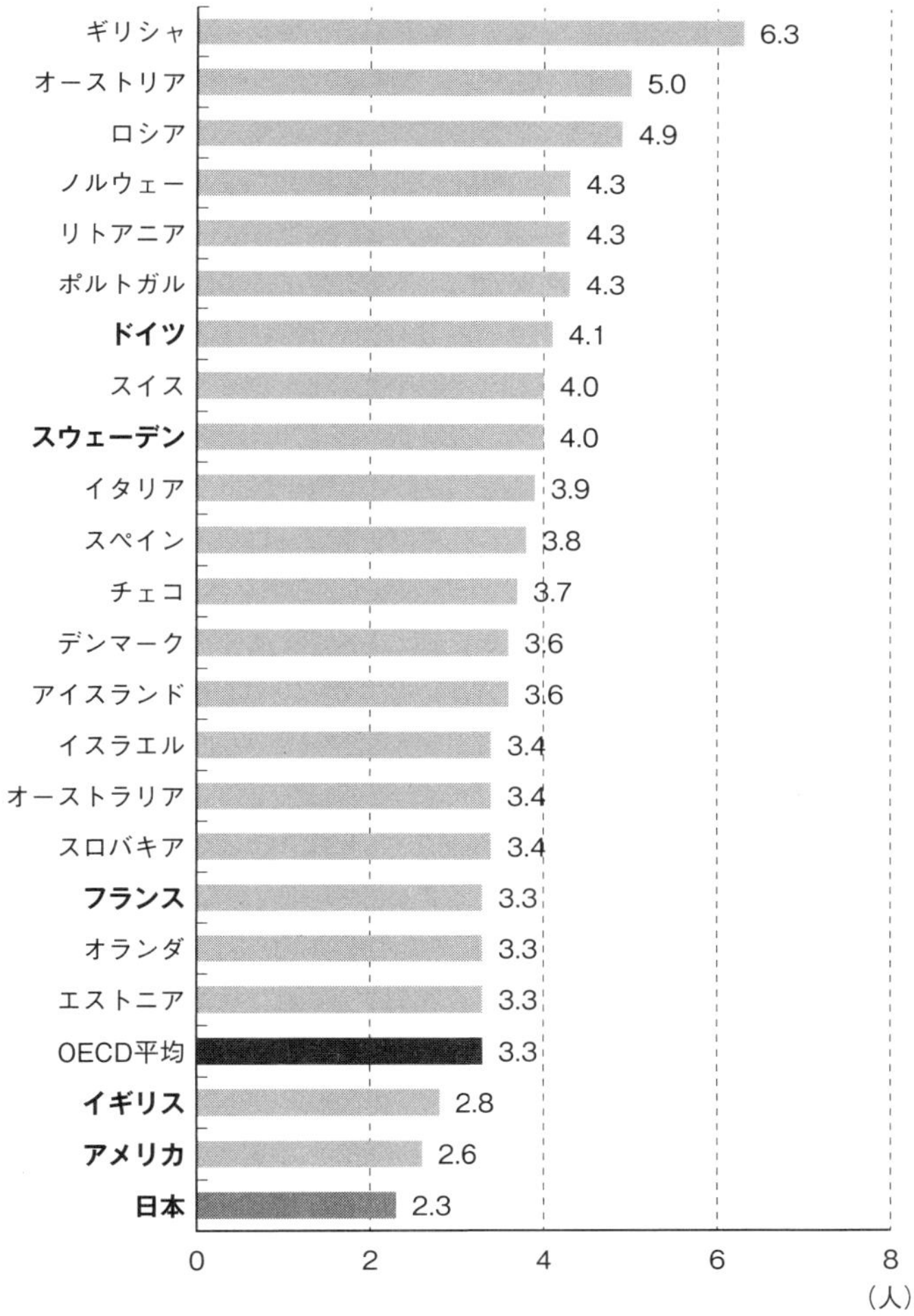

OECD Health Statistics 2015より

自由に開業することができず、一定エリアごとに1人ずつしか医師が配置されていないイギリスは、日本よりも医師数が少ない印象を持たれそうですが、勤務医を含めると日本よりも若干多く、人口1000人あたり2・8人となっています。

医師数については日本はアメリカ（2・6人）とともに完全に他国に負けていますが、その少ない数で皆保険制度のもと、イギリスなどと違って国民にとってごく身近な医療体制を維持しているのですから、日本の医師がオーバーワークになるのも当然です。

では、なぜ日本は医師が少ないかというと、80年代以降、医学部の定員を制限してきたからですが、これは、そうすることで国の医療費を抑えようとする政策によるものでした。医師が増え、彼らが儲けようとして薬もどんどん出せば医療費がかさむと、当時の厚生省は考えたのでしょう。

さらにさかのぼると、戦時中、日本では医師が不足し、多くの医学専門学校が設置され、医師が速成された時代がありました。そのため戦後の一時期まであまり医師を増やさずにきたのですが、このように医師数のボリュームは時代によって変遷があります。この数十年ほど抑制していた日本ですが、最近は医学部の定員を増やし、三十数年ぶりに医学部も新設されていますから、これからは少しずつ増加に転じていくことになります。したがって、他国にくらべて少ない医師数も今後解消されていくはずです。

激減する大学病院の研修医

しかし問題は、医師の絶対数が少ないことよりも、とくに大学病院で医師不足が顕著なことです。昔にくらべて開業する医師が増えたため、そのぶん、大学病院の勤務医が相対的に減っていることもありますが、要因はそれだけではありません。

２００４年に、それまで努力義務だった医師免許取得後の臨床研修（2年以上）が必修となり、大学病院よりも処遇のいい一般病院に研修医が流れるようになりました。その結果、大学病院の研修医の数は、２００１年から２００６年の5年間で約71パーセントから約45パーセントに激減してしまったのです。これでは大学病院が医師不足にならないほうが不思議です。

そこで、都市部では崩壊したと言われる医局制度がまだ残っているような地方では、大学が一般病院から医師の引き揚げをしました。医局というのは、山崎豊子《やまさきとよこ》の名作『白い巨塔』に出てくる財前教授のようなトップが、弟子である医局の医師たちを支配下に置き、人事さえも意のままにする、前近代的な組織です。こうした医局の力が残っている地域は、その地域に大学がひとつしかない県、簡単に言えば医師が少ない県ですから、医師の引き揚げによって余計に地域での医師不足が起きてしまいました。

また、医師や研修医が都市部を志向する傾向もあります。この医師の偏在は、医師の絶対数不足よりも問題だと思います。

それ以上に筆者が大きな問題だと思うのは、近年の医師不足の背景にある、過度な専門分化です。

どういうことかと言うと、たとえば昔であれば、脳梗塞で運ばれてきた患者を一般内科の医師が診てもおかしいことではありませんでした。しかし、いまは脳梗塞の患者を診るのは、ほとんど脳神経外科医か脳神経内科医です。医療現場が専門分化したために、内科医の手があいているから、「すまん、そちらで頼む」といった融通は、いまの医療現場では通用しません。

これは病院内に限ったことではなく、じつは患者側も同様です。子どもが熱を出した、さあ大変だと、親が抱き抱えて連れていくのは小児科です。乳幼児でなければ、べつに小児科でなくても内科でもいいはずですが、多くの場合、親は小児科に駆け込みます。その結果、インフルエンザの時期になると、小児科クリニックのロビーがいつも幼児でごった返すことになります。

最近は小児科のなかでも細分化が進み、小児外科、小児循環器科、小児血液科などがあります。こうして専門分化すればするほど、それぞれの診療や治療は高度化していきますが、相互の協力関係が希薄になり、つねに多忙をきわめる医師がいるいっぽうで、ある分野の医師は暇であるという、ちぐはぐな構造を生むことになるわけです。

日本の医師について、もうひとつ気になるのが医師の高齢化です。

日本では開業医に定年はありませんが、海外では定年制を設けている国もあります。正確に言えば、医師という職業に対する定年ではなく、医師の仕事のうち、保険診療など国の制度にかかわる部分は定年制にし、あとの自由診療については本人の意思にまかせるというやりかたです。ただ、日本の場合は、なんの仕組みもありません。

さらに日本では医師免許の更新もありません。欧米では数年ごとに一定の講習を受け、その修了証を提出して医師免許が更新されるパターンが一般的です。つまり、新しい知識を吸収しないと医師でありつづけることはできない仕組みになっているわけです。日本では日本医師会がそうした勉強会を行っていますが、これには強制力がなく、新しい知識がなくても医師をつづけることができてしまう。これは日本の医療の問題点でしょう。

開業医とかかりつけ医

日本の医療の問題点とされているのは、それればかりではありません。とくにヨーロッパ的な視点からすると、日本は、かかりつけ医が充実していないと見られています。

ヨーロッパのかかりつけ医は、特定の科の専門医ではないかわりに、広く浅く知識を身につけ、コミュニケーション術やカウンセリング能力など、かかりつけ医として必要なトレーニングを受けた経験豊富な医師です。診療所の検査設備といっても、せいぜい心電図があるくらいで、聴診器ひとつで診断を行っています。深刻な症状の場合は大きな病院に紹介して、多くは軽い症状の人を相手にする医療相談を兼ねた地域の診療所といった役割です。

これに対して日本の開業医の多くは、たとえば内科で、もともと循環器や呼吸器など何らかの専門医であっても、開業後は何でも診ますよというスタイルをとっています。そうすることが、いわゆる町医者のつとめでもあり、実際、日本人に医療アンケートをとると、半分以上の人が「かかりつけ医がいる」と回答します（日医総研ワーキングペーパー№.３３１より）。したがって、日本では開業医がある程度、かかりつけ医として機能してきたわけです。

じつは、かつて80年代に日本でもヨーロッパのかかりつけ医にならい、家庭医制度の導入が検討されたことがありました。イギリスのように地域ごとに家庭医を定め、住民をそこに登録して面倒を見させようという構想でした。これは開業医への統制につながると懸念した日本医師会の反対にあって実現しませんでしたが、当時の厚生省はこの制度によって医療費が抑制できると考えたはずです。

というのは、そもそも体に不調を覚えて病院に行く人の9割は、深刻な症状ではないわけです。すると、その人たちの診療が地域の家庭医でほとんど解決すれば、大病院の検査も減り、医療費を抑えることができる。

そうしたところから生まれた家庭医構想はその後立ち消えになっていましたが、最近、高齢化を背景にやはり家庭医が必要だという認識から、新たに「総合診療専門医」の制度を設けることが決まっています。欧米のように、かかりつけ医や家庭医を規定する資格や身分が確立していなかった日本でも、家庭医を総合診療医という専門医のひとつとして位置づけ、高齢化社会に対応しようというねらいです。

利用者の側から見ても、この総合診療医が定着すれば、高齢者が遠くの大病院に行かなくてもよくなるほか、一人ひとりの既往歴が把握されて、薬の重複投与の心配がなくなるなどのメリットが考えられます。現在、超高齢社会の拡大にむけて国は在宅医療の充実を目指していますが、総合診療医はその一環の制度と言えます。

厚労省は、総合診療医の必要性について、①特定の臓器や疾患に限定せず幅広い視野で患者を診ることが大切であり、②複数の疾患をかかえる患者には、複数の臓器別専門医よりも総合能力を持つ医師のほうが適切な場合もある、などとしています。

こうした方向性は、これまで日本の医療が専門分化に進みすぎたことへの反作用とも受けとれますが、現実に高齢者の医療に必要なのは、狭く深い専門性ではなく、幅広い全人的な医療です。

「赤ひげ」の歴史

総合診療医の定着によって家庭医もひとつの「専門医」としてそのポジションが確立されれば、開業医の意識も変わってくるはずです。

従来、日本の開業医のなかには、本当は大学病院に残りたかったのに、心ならずも町医者になったという医師が少なからず含まれてきました。いまはこうして町の開業医をやっているが、本当は大学病院で高度な手術をやりたかったんだ、というような医師がたくさんいるわけです。

大学に残れなかった医師に見られるパターンのひとつが、プライドがお金のほうにねじ曲がるタイプです。わかりやすく下世話な表現を使うと、おれは大学では出世できなかったけれども、いまじゃ教授になったあいつよりも稼いでいるぞと、プライドのよりどころをお金に求めるようになるのです。医師というのは、基本的にプライドが高い傾向がありますから、そのプライドをどこかへ振り向けないと、やっていけないところがあるのでしょう。

最近は開業医もかつてのように稼げなくなっていますが、従来のこうした医者の棲み分けは、これはこれで日本の医療界全体ではうまく機能していたように思います。先ほども述べたように、体の異変の大半は深刻な病気ではありませんから、ちょっとした腹痛や頭痛でもすぐに診てくれる町医者の存在は、非常に重宝だからです。高度な医療を行う大学病院ばかりでは国民の健康は維持できません。中国本土では町医者はほとんどいないし、イギリスやスウェーデンと違って、行けばすぐに診てくれるのも日本の開業医の大きな強みです。

言いかえれば、日本の開業医は医療の身近さを実現するうえで重要な役割を担ってきたことがわかります。日本にはヨーロッパのように社会的に制度化された家庭医、あるいは医療教育上のひとつの専攻として家庭医というものが存在しなかっただけで、人びとのくらしに密着したかたちでの医療は、昔から日本社会に根づいていたのです。

それも、ヨーロッパの家庭医以上に身近な存在として機能してきたと言えるでしょう。夜中に熱を出した子どもを抱きかかえてやってくる人にたたき起こされ、眠い目をこすりながら、パジャマにカーディガンをひっかけた格好で診察する町医者。なかにはつっけんどんな応対で門戸を閉じてしまう医者もいるでしょうけれども、日本では「赤ひげ」の時代から、頼めばなんとかしてくれる頼もしい庶民の味方として町医者が認識されてきた歴史がありま す。

「サザエさん」や昔のホームドラマに出てくるかかりつけ医は、そんな日本の地域社会における医師のポジショニングを物語っています。

これに対してヨーロッパの家庭医は、日本ほど庶民の暮らしに溶け込んだ存在とは言えません。ヨーロッパの家庭医も、夜中に子どもをかかえた人が飛び込んでくれば、無下に追い返すような医者ばかりではないでしょう。しかし、少々の無理でも聞いてくれるという期待度は日本ほど大きくはありません。それに、前述したようにイギリスやスウェーデンの家庭医は、ふだんから「先生、ちょっと腹が痛いんだけど、診てくれないか」と近所の人がやってくるような身近な存在ではありません。地域の医師と住民の距離が近いのは、圧倒的に日本のほうです。

厚労省があらためて総合診療専門医という「家庭医」の整備に乗り出そうとしているのは高齢化対応の一環であり、日本に「家庭医」がいなかったからではありません。くりかえしになりますが、日本にないのは、ヨーロッパのような制度としての家庭医ですが、かかりつけ医的存在の開業医は古くから日本社会に根づいており、しかもその果たしてきた役割は、その身近さと小回りの利く対応において、ヨーロッパの家庭医よりも患者にとって有益な存在だったのです。

したがって、日本は家庭医制度がないながらも、実質的な「家庭医」の果たす役割において世界に勝っており、ここは日本の勝ちと見るべきです。

医師であり、牧師的な存在

日本も今後、総合診療専門医というヨーロッパ型の家庭医を普及させようとしていることもありますから、ここでヨーロッパの家庭医について、もう少し見てみましょう。

イギリスでは、医学部卒業後に家庭医コースを出ないと家庭医になることはできません。日本では専門は何であれ、開業すれば「家庭医」であるかのように見られますが、イギリスの家庭医はその勉強を修めた者しかなれないのです。

ただし、その勉強は技術的な専門性の高いものではなく、たとえば超音波検査の勉強もありしませんし、CTの読み方も詳しくは学びません。レントゲンくらいは扱えますが、それでは看護師とたいして変わらないじゃないかという指摘も実際にあります。しかし、その反面、患者との巧みなコミュニケーション術や患者の疾患を総合的に診る能力など家庭医として必要なスキルを身につけています。

さらに日本の開業医との大きな違いをもうひとつあげると、イギリスやスウェーデンの家庭医は地域の人びとにとって、すぐに相談できる身近な人ではないかもしれないけれど、一種「心の支え」のような存在になっていることです。

私がイギリスの家庭医から実際に話を聞いて印象に残っているのは、彼らが地域の人びとの終末ケアに大変丁寧に対応していたことです。出産や手術にあたっての相談や助言をするいっぽうで、死に臨む際のケアにもあたっており、人びとに精神的な安寧をもたらすという意味では、イギリスの家庭医は医師であると同時に、篤実な牧師のイメージとも重なる存在と言えます。オランダなどでは、場合によっては安楽死の相談にも乗りますから、そこは、日本で考えられている医師の仕事の領域を完全に超えています。

地元の名士で、地域から一目置かれる存在であるのは、日本の開業医も同じかもしれません。しかし、日本の医師が周囲から一目置かれるのは、医師という職業が一種の社会的エリートと見られ、経済的にも恵まれているからでしょう。イギリスの家庭医のように人びとの尊敬を集めている存在かと言えば、少々疑問です。

アメリカの医療訴訟の中身

このイギリス型家庭医とある意味で対照的なのが、きわめてビジネスライクなアメリカの医師です。むろんそんな医師ばかりではありませんが、稼ぐということに、いささかのためらいもないのがアメリカの医師の特徴ですから、人びとの憧れや目標の対象にはなっても、尊敬の対象になりにくいのは前述のとおりです。

そのうえ、アメリカの医師はつねに訴訟リスクと背中合わせで医療に従事しなければならず、そういう意味では非常にシビアな仕事です。なにしろ医療訴訟の件数は、日本が年間約８３６件（２０１５年）に対してアメリカは約10万件。日本のじつに１００倍以上です。

その訴訟内容も日本ではまず考えられないものが少なくありません。人間ドックの検査結果を見た医師がうっかり「がんの疑いがありますね」と口にしただけで、訴訟を起こされるケースさえあります。再検査の結果、がんの疑いが晴れれば、日本人なら安堵して「いやあ、よかった、先生、ありがとうございました」とお礼のひとつも言われるところです。ところがアメリカでは「最終判断が出るまでの間、精神的苦痛を受けた」と訴訟を起こされることが実際にあるのです。

そんなアメリカにも専門医としての家庭医がいますが、イギリスのように国の制度に則ったものではありません。アメリカの場合、廉価な医療保険に入ると、地域の家庭医に登録しなければならないことになっています。

アメリカの家庭医もすることは基本的にイギリスの家庭医と同じですが、他の専門医とくらべて世間の評価は低くなりがちです。イギリスの場合は同等ですから、このあたりの位置づけは、やはり最先端医療に大きな価値を見いだしているアメリカらしさの部分と言えるでしょう。

ただ、アメリカでは最近、糖尿病や高血圧などの慢性疾患への対応として疾病管理という考え方が採り入れられるようになっています。これは医療費抑制をにらんで疾病予防を重視しはじめたためですが、そういう意味では、もともと予防や健康チェックに力を入れてこなかったアメリカの医療も変わりつつあり、それにともなって家庭医の果たす役割も重要性を増しています。

開業医が不人気なドイツ

続いてフランスやドイツの家庭医はどうでしょうか。

フランスの開業医は3種類に分けられており、保険診療のみの医師（セクター1）、混合診療を行う医師（セクター2）、自由診療のみの医師（セクター3）となっています。このうち、セクター1の医師は、イギリスのかかりつけ医のような開業制限はなく、セクター2の医師は、大都市の医療過密エリアでの新規開業はできないなどの制約が設けられています。

フランスでは2005年から国民一人ひとりに対してかかりつけ医の登録を義務化していますが、勤務医や専門医をかかりつけ医として登録することができるなど、イギリスとくらべると柔軟性があります。

一般的なかかりつけ医は、１０００人ほどの患者を受け持ち、一日平均25人くらいの外来患者を診ます。必ずしもかかりつけ医だけの仕事ではないのですが、在宅医療も重要な仕事になっています。私が以前会ったパリのかかりつけ医の診療所はごく簡素で、看護師はおらず、心電図も見当たりませんでしたが、これが平均的なパリのかかりつけ医のようでした。その医師によると、パリでは一日に３～４人の在宅患者を診るのが普通だと言います。

なお、フランスには「在宅入院」という考え方があります。これは日本の往診を高度にしたようなもので、手術後のケアや点滴、抗がん剤による化学療法などを患者の自宅に出向いていって行います。「在宅入院」と呼ばれる理由は、要するに入院と同じ措置を自宅で行うからです。

ドイツも近年、かかりつけ医を重視しており、その育成に力を入れていますが、その背景には開業医の不人気があります。

というのは、ドイツでは２００７年に開業医に対する支払いの上限制が導入され、収入が頭打ちになってしまったからです。そのうえ、ドイツは日本とともに国民１人あたりの年間受診回数が多く、医師は多忙を余儀なくされていると言います。

忙しいうえに収入が少なくては、医師の仕事が敬遠されるのは無理もありません。実際、近年のドイツは医師離れが深刻で、医学部を出たにもかかわらず国内で医業に従事しない医師がじつに4割近くを占めるという報告もあります。

ヨーロッパのかかりつけ医というと、あまりあくせく働かず、夏にはバカンスをとって、というように優雅なイメージがありますが、実情は必ずしもそこまで優雅ではありません。

オランダではかかりつけ医にも資格更新があり、その資格要件として、最低800人の住民の管理や一定の時間外診療の実施などが盛り込まれています。さらに、年間2週間の研修が義務づけられており、なかなか大変です。以前、私が訪問したオランダのかかりつけ医の診療所は、医師5名、看護師3名で7000人の住民を担当していました。この国では、複数の医師によるグループ診療が一般的です。

どうすれば医者になれるか

ひと口に家庭医、かかりつけ医といっても、国によっていろいろですが、そもそも医師になるコースも国によって異なります。家庭医の話からは外れますが、海外の医療事情を知る一端として、少し余談におつきあいください。

医者になるにはどうしたらいいか。そんなの常識だ、医学部を出て医師国家試験に合格すればいいんだろう。と、だれもが答えると思いますが、これはイギリスでは違います。もちろんイギリスでも医者になるには医学部で勉強しなければなりませんが、この国には医師国家試験がないのです。

イギリスの場合、医学部共通のカリキュラムが設けられていて、それを修了する卒業試験の及第をもって医者になる資格を与えられることになっています。いわば卒業試験が国家試験のかわりになっているわけです。無事卒業したら、医師を統括する「ジェネラル・メディカル・カウンセル」という組織に仮登録されて研修期間を過ごし、それを終えたら一人前の医師とみなされます。

いっぽう、アメリカは国家試験がありますが、医師のなり方にはイギリス型とアメリカ型があり、日本はアメリカ型をとっていると言えます。

では、アメリカと日本は医師になる歩みが同じかといえば、これまた違っています。アメリカの場合、日本の医学部にあたるメディカルスクールに入学するには、どこかの大学を卒業していなければならないからです。日本のように高校を卒業してすぐに医学部に進学できないのです。大学を出たあとに進学するのがメディカルスクールですから、言ってみればアメリカの医学部は大学院ということになります。

このメディカルスクールは4年制ですが、大学を出てすぐここに入学する人ばかりではありません。大学卒業後3年経っている人もいれば、10年間まったく別の仕事をしていた人もいます。日本の場合、医学部を出るのは最短で24歳ですが、アメリカの場合、年齢にバラつきがあり、かなり年かさの医学生もいます。

しかも、メディカルスクールで学んだあと国家試験に合格すれば1年間のインターンシップ、さらに3〜6年間のレジデンシーと呼ばれる研修を経て、ようやく医師になるわけです。ですから、アメリカでは医師になるのはどんなに早くても30歳くらい。あまり若くしてなる職業ではないことがわかります。

最近、病院も「ブラック職場」と言われることが増え、研修医の仕事の仕方も少しずつ変わってきました。かつての日本の研修医は非常にハードでしたが、アメリカも日本ほどではないにしても、それなりにハードで、ヨーロッパの研修医も決して楽ではないはずです。ドイツやフランスでは勤務医がストライキを起こすことがあると前述しましたが、ストを起こすのは勤務医ばかりではありません。フランスでは２００７年に研修医がストを起こしています。

これも日本では考えられない医療文化の違いかもしれません。

ただし、最近では日本の研修医も以前とくらべて仕事が楽になってきたという話もあり、一時の「ゆとり教育」の二の舞にならねばいいなと思っています。

第3章　薬への依存度を比較する

「クスリ漬け」批判を考える

この章では医薬品という観点から日本と海外の医療を比較したいと思いますが、その前にそもそも薬というものをどうとらえるかを明確にしておく必要があります。

言うまでもなく薬は医療に欠かせないものです。医学の発展は薬の進歩の歴史であると言い換えても、まちがっていないでしょう。しかし同時に、なんらかの副作用をともなう薬は、人体にとって毒でもあります。まさに両刃の剣で、なければ困るが、過剰に服用すると人体に害をもたらす危険性をはらむ。それが薬です。

「クスリ漬け」という嫌な言葉もあるように、今日、薬は必ずしも私たちの健康と幸福につながっているとは言えません。

さらに、使用量を守っていれば安全が確保されるかと言うと、そうとも言いきれないのが薬の厄介なところです。同じ薬でも効果のある患者とそうでない患者がいるように、副作用が生じる使用量にも個人差があり、もっと言えば未知の副作用が起こる可能性もあります。医薬品開発で行われる治験はせいぜい1000例単位ですから、計算上、0・1パーセント以下で起こる副作用は検出されないことになります。

そうした薬の問題点を踏まえて、ここでは次の三つの指標から日本と海外の比較を進めることにしましょう。薬の値段、医師から処方される薬の量、新薬の開発および使用状況の三つです。

患者の立場からすると、薬も安いに越したことはなく、また同じ薬であっても薬価の水準は国によってまちまちですので、これを指標のひとつとしました。この薬価とも関係しますが、処方される薬の量（種類）も前述の理由から適切な医療を考えるうえで重要な指標です。そしてもうひとつ、科学技術の進歩によって生み出される新薬への取り組みとその活用についても加えることにしました。

日本は世界的にも薬の使用量が多い国と言われていますが、良くも悪くも私たち日本人の日常生活に深く浸透している薬を通して日本と海外の医療事情を見ていきましょう。

ジェネリック薬が普及しない理由

まず薬の値段ですが、安価な薬と言えば、ジェネリック医薬品を思い浮かべる人も多いと思います。ジェネリックというのは、新薬の特許が切れた後に製造販売されるもので、新薬と同じ効き目を持つ、安価な医薬品です。

日本でも医療費が膨らむなか、少しでも削減につなげようと国としてもジェネリックの利用を勧めていますが、じつは日本ではあまり普及していません。ＯＥＣＤの調査（２０１３

年）では日本のジェネリックの市場シェアは医薬品市場全体の11パーセントで、これはOECD平均の半分以下です。では、日本人は特許が切れたような古い薬を好まないのかと言うと、そうではなく、別の理由によるものです。

それは日本の場合、わざわざジェネリックに頼らなくても、おしなべて薬が安価だからです。

もちろん高価な薬はありますし、新薬は安くはありません。しかし、日本の薬は発売から2年ごとに価格が改定され、それにともなって価格が少しずつ下がっていくことになっています。そのため、ジェネリックの最大の売りである安さが、日本ではそれほどアピールポイントにならないわけです。

そもそも新薬の価格はどのようにして決められているかと言うと、厚生労働大臣の諮問機関である中央社会保険医療協議会（中医協）の薬価専門部会で審議されて決められます。2年ごとに改定される診療報酬もそうですが、薬価についても厚労省で原案がつくられ、それを中医協が審議するというかたちです。

要するに薬価というのは国が決めるのですが、その場合、過去に類似薬のないイノベーティブな薬は価値が高く、当然ながら高価になります。

話題のがん治療薬「オプジーボ」は100ミリグラムあたり約73万円という非常に高額の

医薬品です。さすがに高すぎると判断したのか、２０１7年2月から50パーセント引き下げられることになりましたが、これは、がん免疫療法薬というイノベーティブな薬ですから、もともとこういう高値がつけられたわけです。逆に、従来とあまり変わりばえのない新薬の場合、高い値はつきません。どのタイプの薬かによって薬価をはじきだす算定方式が決まっているのですが、個々の医薬品について、何がどう加算されてその値がついたかといった詳しいことは明らかにされていません。そういう意味では、薬価というのはブラックボックスと言えます。

はっきりしているのは、薬価は国が定めるものであり、薬を開発した製薬会社の意向はそこにはほとんど反映されないということです。海外では製薬会社の意向も踏まえて薬価が決められる国もありますが、日本では製薬会社が意思を挟む余地がないのが実情です。

しかし、それにもまして製薬会社にとっておもしろくないのは、２年おきに薬価が改定され、そのつど価格が少しずつ下がっていくことです。

たとえば市価１０００円の薬があるとして、製薬会社の卸値が９００円だとします。この場合、２年後の薬価改定で市価が９００円になり、製薬会社の卸値はさらに抑えられてしまう。簡単に言うと、こういう仕組みになっています。発売から2年もたてば、ほかの類似薬も出てきて新薬としての希少性も薄れているだろうと判断して価格が下げられるのですが、これに対しては、批判も出てきました。

最近では、売り上げが多いという理由で薬価を引き下げられる例も出てきて、薬価引き下げをめぐり、お金を支払う側（賛成）と製薬企業（反対）のあいだで激しい確執が生じてきています。

売れない薬ならばそれもやむをえませんが、売れている薬も価格が下げられたのでは製薬会社もたまりません。そもそも売れている商品の価格を下げるというのは、市場経済の原則からも外れています。

イギリスやスウェーデンでも薬価は公定あるいは一定の条件をクリアしないと国がお金を出してくれません。それらの国の薬価は日本よりも若干低めに設定されているものの、その価格は特許が切れない限り、基本的にずっと同じです。アメリカの場合は価格が下がっても、ある程度のところで止まり、いい薬だと逆に値上がりすることもあります。アメリカの場合、それだけ製薬会社が強くて言い分が通りやすいからですが、日本では問答無用とばかり価格が下げられてしまいます。

その結果、発売から時間の経過した薬は徐々に値を下げていき、やがてジェネリックの価格と変わらなくなってしまう。ジェネリックといっても大半が通常の7割から5割くらいの価格ですから、それほどずば抜けて安いわけではありません。

そうした理由で、日本はジェネリックがあまり普及しておらず、それは発売から時間が経過するほどに薬が安くなるという薬価改定の構造に起因しているわけです。そんなこともあって、最近では一定期間薬価を維持する政策がとられはじめています。

実際、日本の1人あたりの年間薬剤費を見ると、アメリカに次ぐ高さになっていますが(図3―1)、その内訳を見ると薬の種類では全体の13%にすぎないオプジーボのような新薬が、金額ベースでは約半分を占めています(図3―2)。つまり、日本では一部の新薬を除けば、大半の薬は諸外国とくらべても安価になっているのです。

日本の薬は安いか、高いか

ともあれ、安い薬が多いというのは国民にはありがたいことです。ですから、極端なことを言うと、日本は新薬を使わずに安価な薬だけで治療しようと思えば、かなり安く医療費を抑えることができます。こういうふうに薬の価格が断続的に下がっていく仕組みを持った国は少なくとも先進国にはありません。

ジェネリックがもっと普及すれば、日本の薬剤費はさらに下がるでしょう。ただし、公平を期すために付け加えれば、日本のジェネリックはアメリカほど安くはありません。ですから、アメリカとの比較で言うと、アメリカの医薬品が高額の薬と廉価なジェネリックで構成されているのに対し、日本はごく一部の高額な薬と、段階的に安くなっていく多くの薬、そしてそれほど安くはないジェネリックで構成されており、少なくとも胸を張って、薬は日本のほうが安いとは言えません。

こうしたことを踏まえると、この薬価についての勝敗は引き分けとするのが妥当です。

日本の場合、よく使われるボリュームゾーンの薬はたしかに安く、その安さゆえに大量消費にもつながっているのですが、段階的に薬価が下げられていくわけですから、患者にとってはありがたい反面、製薬会社は売り上げ確保に必死です。

そこで最近増えているのが、既存の複数の薬をくっつけた合剤です。よくあるのが高血圧と糖尿病の薬の合剤で、このふたつの病気はセットで持っている患者が多いですから、組み合わせやすいわけです。このようにして、もともと2種類の薬をひとつにすれば、なにかと批判されている日本人の薬の過剰摂取解消にもつながりますし、患者にとっても飲みやすくなるというメリットがあります。

もうひとつ製薬会社にとってのメリットとしては、2種類の薬をひとつにすることで、単純にふたつ分を合算した値段にはならないものの、高い価格設定が期待できます。合剤もまた新薬にはちがいありません。新薬ですが、もともとある薬と薬の組み合わせですから、基本的にリスクは低く、開発コストもあまりかかりません。

図3−1　先進5ヵ国の1人あたりの年間薬剤費

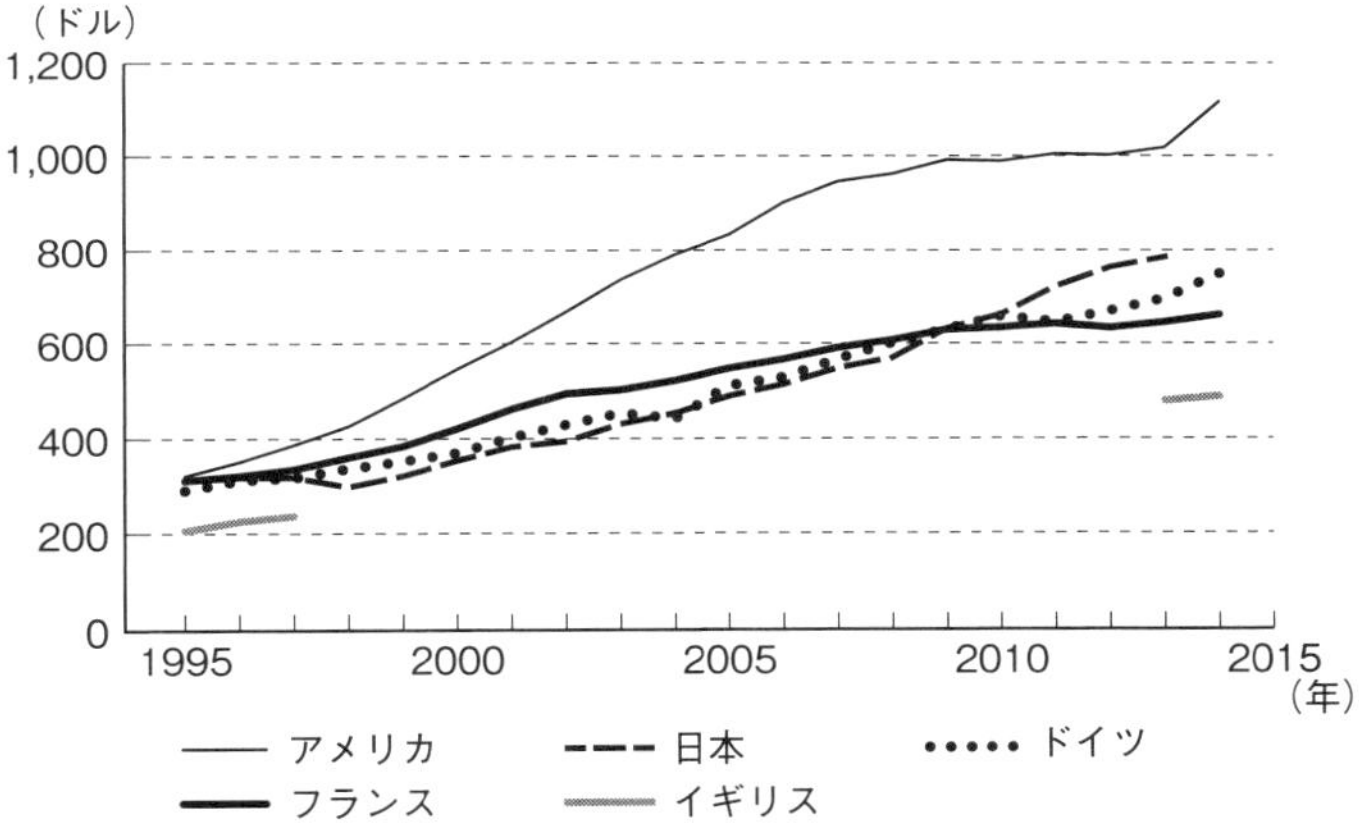

OECD Health Statistics 2015より

図3−2　全体の13%しかない新薬が全薬剤費の約半分を占めている

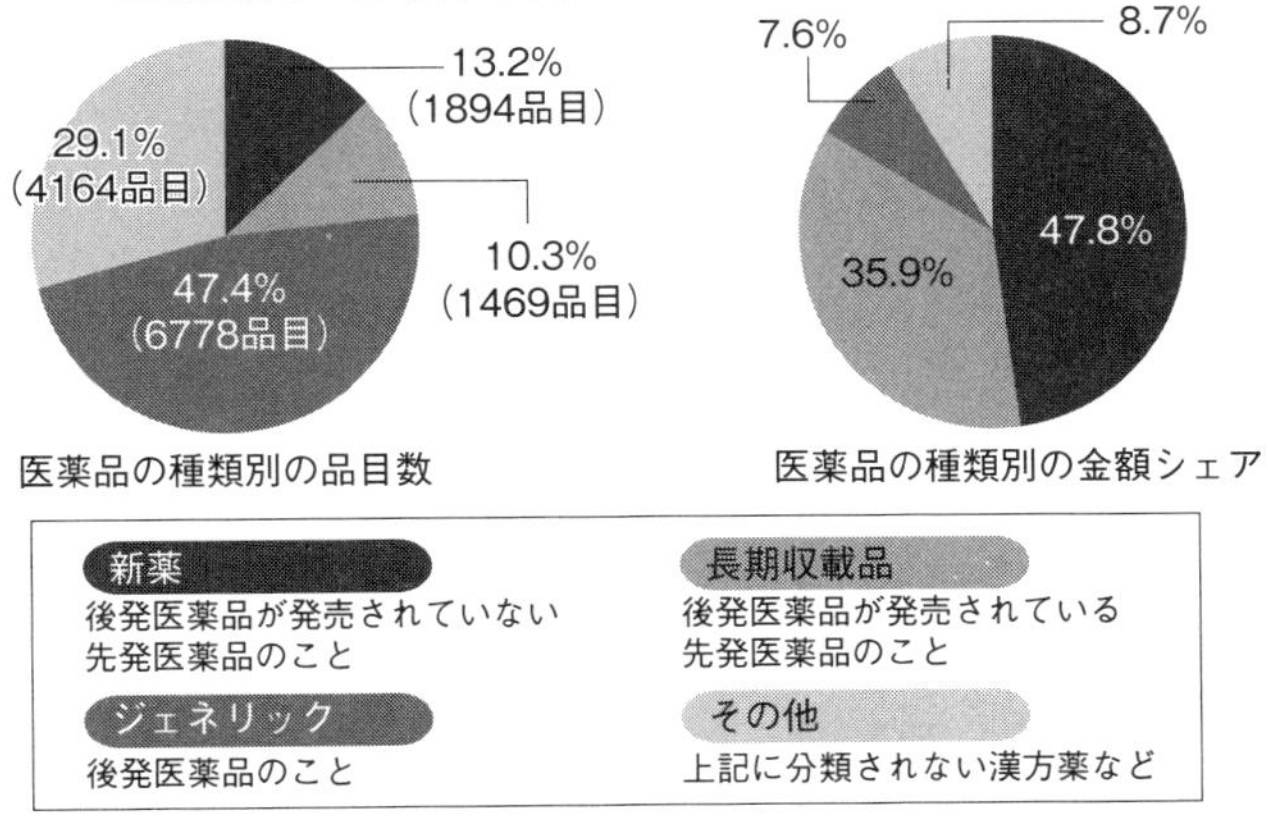

2009年9月薬価調査結果から（厚生労働省調べ）

これはなかなか賢いやり方です。患者に喜ばれるうえに、既存薬を新薬にリニューアルさせて、下がった値段をもう一度引き上げることができるからです。

アメリカのように、優れていてよく使われる薬の値段が高止まりしてくれたら、こんなことをする必要はないでしょう。しかし、値段が2年ごとにどんどん下がっていき、当初の発売価格の5割、6割まで下がってしまったら、製薬会社としても、なんらかの対策を講じないわけにはいかないというところでしょう。

多剤投与が当たり前の日本

さて、二つ目の指標、処方される薬の量について見ていきましょう。

年月の経過とともに安くなる薬を大量に処方しているのが日本ですが、実際、国際比較のデータからもそれをうかがうことができます。

OECDの調査を見ると、2013年の日本の医療費の対GDP比は10・2パーセントで、OECD平均の8・9パーセントを上回っています。また、日本の医薬品支出は対GDP比2・1パーセントで、これはOECD加盟国のなかで3番目の高さ。さらに先の図（図3—1）にもあったように国民1人あたりの医薬品支出をみると、アメリカに次ぐ2番目の高さです。

図3−3　統合失調症患者に対する
抗精神病薬併用投与に関する国際比較

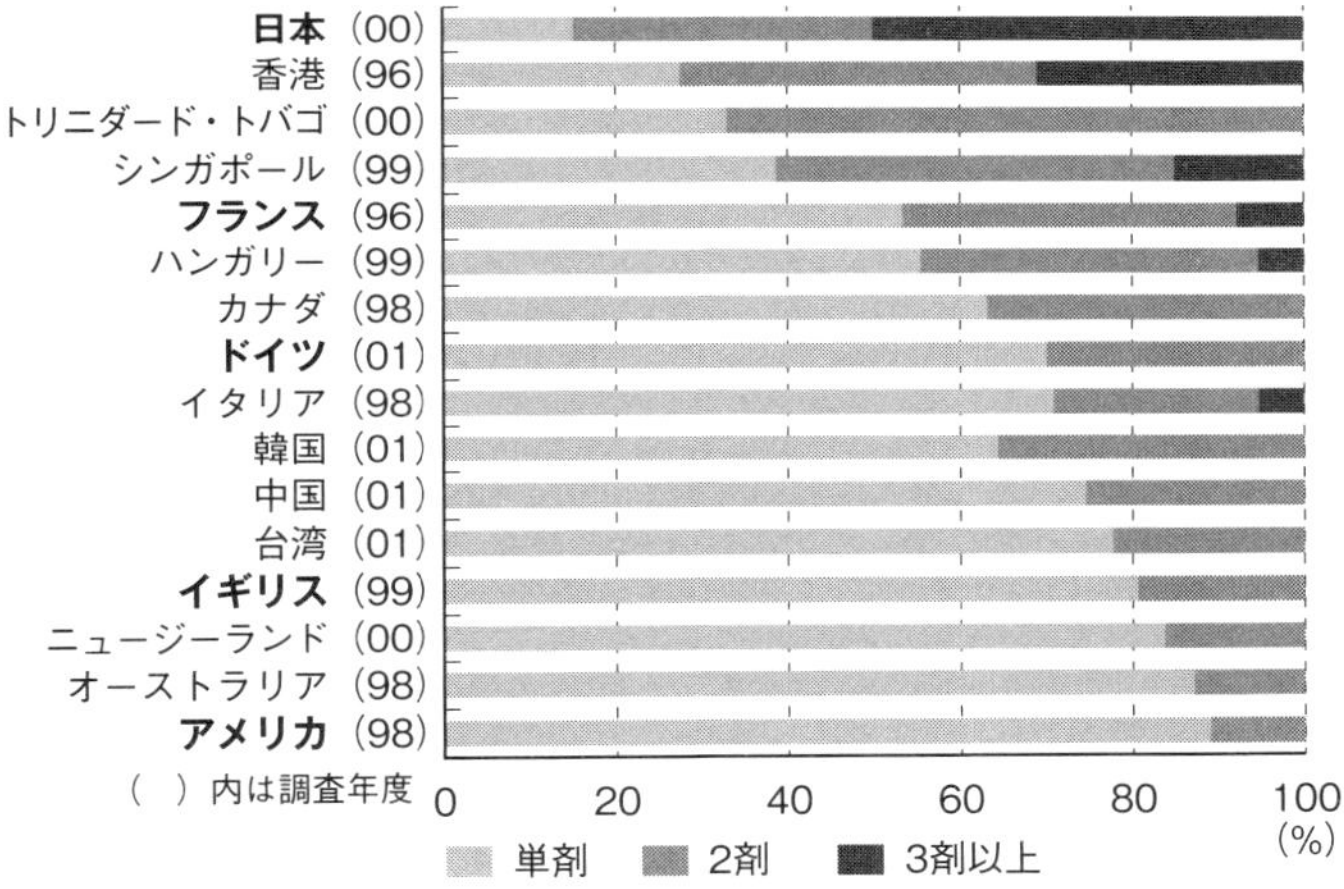

慶應義塾大学　稲垣中医師調査より

もっとも、これだけでは日本で使用されている薬の「量」がどれほどのものかはわかりません。そこで、注目したいのはこんなデータです。

薬の大量使用は、とくに精神科において顕著なのですが、慶應義塾大学医学部で抗精神病薬併用投与についての国際比較を行ったデータをまとめています。それによると、日本は3剤以上の投与が50パーセントを占めており、これは世界のなかで際立っています（図3―3）。ヨーロッパではフランス、ハンガリー、イタリアが3剤以上投与していますが、その割合は10パーセント以下。ドイツ、イギリス、アメリカは3剤以上の投与は皆無です。

アメリカとイギリスは2剤投与ですら20パーセント以下ですが、とくにアメリカは10パーセントほどで、つまり単剤投与が90パーセントを占めています。逆に日本では単剤投与は20パーセント以下にすぎません。アメリカを基準にすると、日本の薬の多さは常軌を逸していると言われてもおかしくないでしょう。

しかも、話はこれで終わりません。日本では3剤以上の併用が外国とくらべて際立って多いと言いましたが、「3剤以上」ですから、5剤かもしれないし、7剤併用しているかもしれない。では、日本で精神科にかかっている患者がどのくらいの種類の薬を併用しているかと言うと、厚労省の社会医療診療行為別調査（2007年）にこんなデータがあります。精神疾患でもとくに薬の種類が多いのは統合失調症で、「10種類以上」が30パーセント近くを占めています（図3－4）。

少しずつ変わりつつあるとはいえ、それにしても、なぜ日本ではこれほど多くの薬が処方されるのでしょうか。

理由はいくつか考えられますが、精神科について言えば、昔ながらの安い薬を多種類出すのが伝統的な処方スタイルになっているからというのが実情です。精神科の古株の先生がたが、かつてそのスタイルを身につけてしまっていて、それがずっと受け継がれているわけです。

図3－4　日本における疾患別の処方薬剤種類数の分布

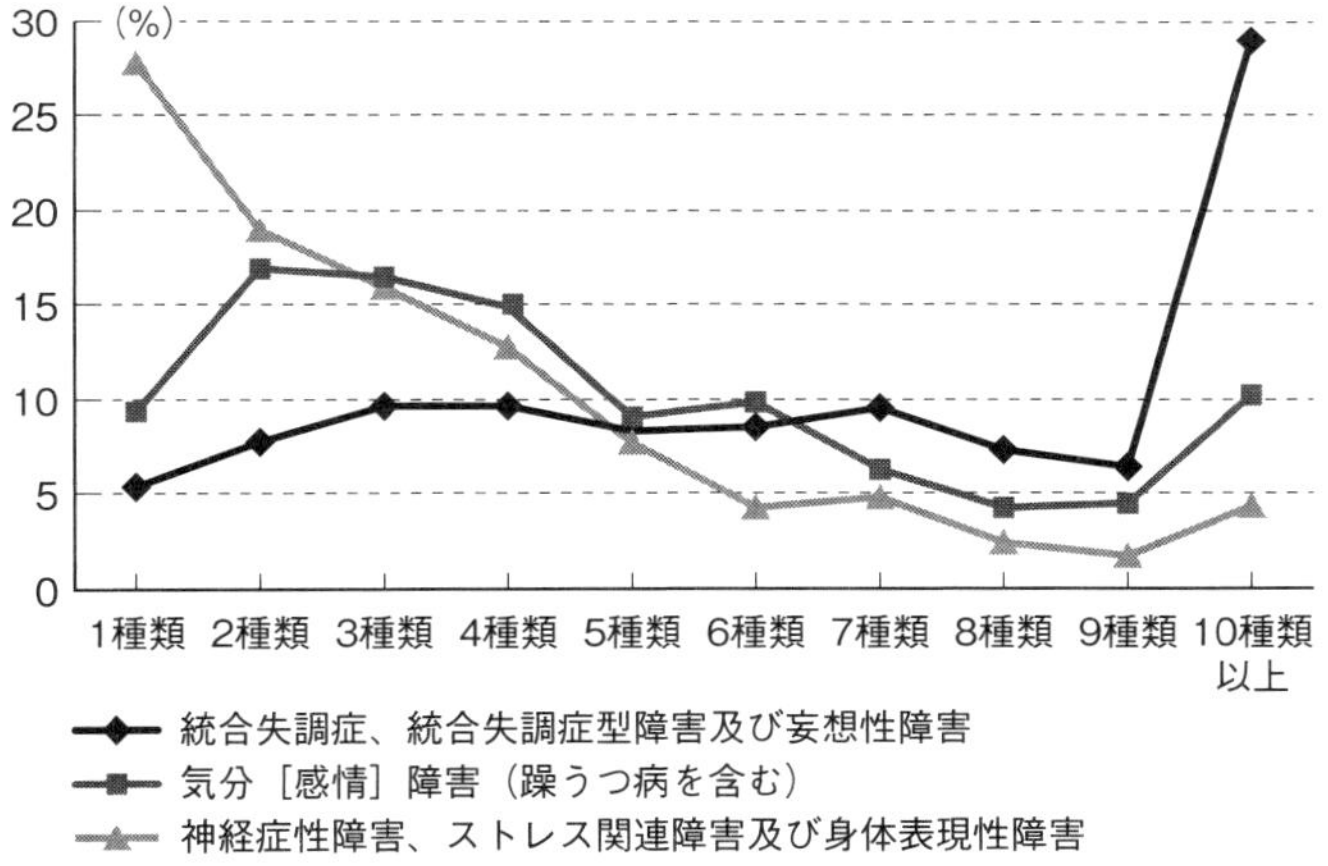

2007年社会医療診療行為別調査より

薬をもらわないと損？

この傾向は一般の開業医にも見られ、何かというと、すぐに薬を出したがる。胃薬、降圧剤、風邪薬もそうです。高血圧などの生活習慣病に対しても、肝心の食事指導をせずに、いきなり薬を出す。そうした医師が少なくありません。薬の副作用を抑えるために、もうひとつ別の薬を処方する。これも当たり前に見られます。たとえば扁桃腺《へんとうせん》が腫れたから、炎症を抑える抗生物質を処方する。それを飲むと、炎症は抑えられるけれども、胃が荒れるので胃薬も処方する。こうして処方される薬が２種類、３種類と増えていく。

私の知人で、フランス留学中に扁桃腺を

腫らして診療所に行き、薬を出してもらうつもりでいたら、出してくれなかったと不満顔でこぼした人がいます。その人は、喉の奥を覗いた医師から「膿も出ていないから薬なんかいらない。よくうがいをするように」と言われて帰されたそうです。

病院は薬を出すものだと思っている日本人にしてみれば、海外では当たり前のこういう診療が腑に落ちない。病院に行った以上、薬を出してもらわないと物足りない。いつのまにか日本人はそういう感覚になっていますが、これは海外ではかなりおかしいことだと言わざるをえません。

日本人がこうなったのも医療機関がたくさん薬を出すせいですが、もうひとつ医療費の3割負担も無関係ではないと思います。

3割とはいえ自分で負担するのだから、病院に行って手ぶらで帰ってこられるかと、そういう部分も少なからずあるはずです。イギリスなどのように、基本的に窓口で支払う医療費がゼロなら、薬をもらわないと損だという感覚にはなりにくい。ドイツは患者負担分が少しありますが、この国では医薬分業が徹底しており、医者にかかることと薬をもらうことはドイツ人のなかで完全に分離しています。そのため、病院に行って薬を処方されなくても、何の違和感も覚えないようです。

いっぽう、患者負担が大きいアメリカでは、ただでさえ医療費がかさむのに、そのうえ薬をたくさん出されたらたまらないよ、と言われてしまうでしょう。

そう考えていくと、日本の3割負担というのは、薬をもらわないと損だという感覚がもっとも芽生えやすい線だと言えるかもしれません。

医者はなぜ薬を出したがるか

もうひとつ、病院に行ったら薬をもらうのが当然という日本人の感覚は、漢方薬の時代から薬を調合するのは医者だという認識を引きずっているせいもあると思います。

そういう意味では日本でも医薬分業が進み、そのへんの意識は変わりつつあるかもしれません。医薬分業、すなわち医師が処方箋を書き、それにもとづいて薬局が薬を調合して患者に渡すという分業スタイルは、ヨーロッパではすでに800年近い歴史があると言います。しかし、日本で、医薬分業政策によって調剤薬局が増えてきたのはここ数十年のことです。わが国における医薬分業は、明治時代の初めにようやく始まっています。

余談ですが、ヨーロッパで医薬分業が生まれたのは、神聖ローマ帝国のフリードリヒ2世が毒殺をおそれて主治医の処方した薬を第三者にチェックさせたのが始まりと言われています。この皇帝は医師が薬剤師を兼ねることを法律で禁じており、これが13世紀の話ですから、ヨーロッパではそのころから医と薬が分離されていたわけです。

日本では歴史の浅い医薬分業ですが、これだと医師が薬をたくさん出すことによって彼らが儲かるということは基本的にありません。医師に入ってくるのは、処方箋1枚につき、いくらという処方箋料だけで、それも薬の種類を増やせばたくさんもらえるわけではありません。医薬分業では、医師が薬をたくさん出すことによる経済的メリットはないと考えていいわけです。

イギリスなどはむしろ薬をたくさん出すと医者が損をするような仕組みになっています。だから、あまり薬を出したがらず、家でおとなしく寝ていろ、ということになる。これはやや極端な例としても、日本でも薬をたくさん出したところで医師や病院が潤うわけではありません。

薬を出して儲かるのは調剤薬局です。ただ、自分で薬を処方することはできません。

調剤薬局の基本というか、少なくとも従来は医師の処方どおりに薬を出す仕事が中心なので、それほど高いノウハウを要する業務ではなく、患者にしてみれば、どこの薬局でも同じです。すると、いちばん目について入りやすい、病院のまん前にある薬局に行くことになり、結局のところ、立地が大きくものをいう「商売」です。ですから、いい場所に店舗を構えている調剤薬局はおのずと儲かり、そういう店舗をいくつもチェーン展開しているような薬局は非常に潤っていました。過去形にしたのは、いまでは薬局にもかかりつけ医ならぬ、かかりつけ薬局が求められているからです。

ともあれ、病院の立場で考えても、医薬分業によるメリットはあります。薬の在庫を抱えずにすむうえに、薬関係の煩雑な業務を外部に出して処方箋料だけもらうというのは、病院経営にとって悪くはありません。

つまり医薬分業は薬局と病院の双方にメリットがあり、それゆえに国もこれを推進したのでしょうけれども、では、患者にとってのメリットはと言うと、どうも微妙です。実際、患者は医薬分業によって病院と薬局を別々に回る二度手間を強いられるうえに、病院の処方箋料とは別に薬局の調剤技術料がかかるため費用負担が増すことになります。

そう考えると、医薬分業が本当に患者にとっていいかどうかは疑問の残るところですが、話をもどすと、医薬分業が進んだことで病院がたくさん薬を出すことの経済的メリットはとくにないのです。

にもかかわらず日本の医師がすぐに薬を出したがるのはなぜかと言うと、やはり一種の習慣と言うべきでしょう。血圧を下げるために降圧剤を飲み、それを飲むと胃が荒れるから胃薬を飲む。それが当たり前になってしまっていて、「それより、あなた、運動して痩せたらいいんですよ」と助言する医者が少ないのが日本の問題点なのです。

ここで薬の量に関する勝敗ですが、日本は海外とくらべて、あきらかに処方される薬が多く、薬ができることならば飲まないほうがいいものである以上、日本の完敗を認めるしかありません。

医師と製薬業界の癒着の変化

製薬会社にしてみれば処方箋を書くのは医師ですから、自社製品の売り込みを医師にかけることになります。ただし誤解のないように付け加えておくと、よく指摘されるような「製薬会社と医師の癒着」は、最近はかなり減っています。

それはこういうやり方でした。医療界で影響力を持つオピニオンリーダー的な有名大学教授に多額の謝礼を払って講演会とかセミナーを開き、そこに各地の医師を招待するわけです。当然、招待されるほうはアゴ足つきです。東京の一流ホテルで有名教授による講演会となれば、たくさん医師が集まりますから、そこで「こういう新薬が出たんですよ」と教授に話してもらえれば宣伝効果は抜群です。このように有名教授を広告塔に起用するやり方は、製薬会社がずっと続けてきた手法です。

そのため、かつて製薬会社のMR（医薬情報担当者）と言えば、完全に大学病院の教授や大病院の医師の御用聞きと化していました。教授の接待につとめ、飲ませ食わせはもちろん、ときに「打たせ」や「抱かせ」すら辞さなかった時代もあったと聞いています。MRの仕事は教授の公私にわたり、先生宅の転居とあらば、真っ先に駆けつけて引っ越しの手伝いをするのも仕事のうちでした。

これは日本だけでなく、海外の製薬会社も同じです。大学病院の先生を招いての盛大なパーティーやら、アメリカならフロリダへの宿泊旅行招待やら、あれこれさかんにやっていたものです。

この慣習を見直そうという動きは欧米から始まり、接待をやめて講演会を行うようになりました。その講演会に講師として医師を招き、その謝礼を払うかたちにしたわけです。このやり方がしばらく続いていましたが、あるときから外資の大手製薬メーカーがそれも見直すようになりました。講演会そのものをなくしたわけではありません。会場くらいは提供するけれども、謝礼も交通費も出しません、あとは先生がたでやってください、というスタンスをとるようになった。それが欧米に定着し、日本の製薬会社もしだいにこれにならうようになってきたわけです。それがここ5～6年くらいの動きです。

ちなみに現在、接待の場合は、1人あたま、お酒込みで5000円というのが業界の取り決めです。サラリーマンや学生の飲み会の会費とあまり変わりません。アメリカでは1人100ドルまでとされていて、日本よりは多少緩いものの、まあ、五十歩百歩でしょう。

これは業界団体の自主規制として定めたもので、そこに入っていない製薬会社はこの限りではありませんが、昔にくらべて製薬会社と医師の関係が格段に浄化されているのはまちがいありません。製薬会社主催のセミナーはいまも日本中で行われていますが、最近は教授の接待どころか、交通費さえ出ない場合もあります。

ですから、医師は製薬会社からさまざまな利益供与を受けていて、その見返りとして薬を大量に患者に処方するといった図式は、かつてなかったとは言いませんが、少なくとも近年ではもう成り立ちにくくなっています。

むしろ日本の場合、薬がたくさん処方されることの弊害は、かかりつけ医との関係において論じるべきかもしれません。どういうことかと言うと、複数の疾患で別々の医師にかかることの多い日本では、薬の重複や飲み合わせの不具合といった問題が出てくる可能性が高い。でも、そのときに、かかりつけ医がいれば、そうした問題が解消されるはずです。

薬の重複などのリスクに対応するため、最近は「お薬手帳」が普及していますが、これはあくまでも紙上の情報ですから、その患者のことを本当に知ったうえで、その薬の是非を判断するかかりつけ医のようなわけにはいきません。この手帳は、薬局で提出することになっていますが、仮にこの段階で重複などの問題が見つかると、すでに処方されたあとなので、もう一度、医師に差し戻して処方箋を書き直してもらうといった面倒な手順を踏むことになります。つまり、「お薬手帳」も決して万全ではないということです。

新薬承認までのスピード比較

さて、三番目の指標である「最新の薬」については日本はどうでしょうか。ここでは二つのポイントがあります。ひとつは新薬が積極的に使われているかどうか。もうひとつは、新薬をつくりだす開発力です。

まず新薬の使用については、前にも触れましたが、従来、日本は薬の承認に非常に時間がかかっていました。それが最近かなり改善されており、薬の審査にあたる独立行政法人医薬品医療機器総合機構（ＰＭＤＡ）の対応が以前よりも早くなっています。とくに民主党政権のときから新薬の承認が急速に進みました。それまではアメリカなどで優れた新薬ができても日本ではなかなか使うことができなかったのですが、速やかに使えるようになったわけで、これは喜ばしいことです。

そもそも外国で承認された薬が日本では未承認のために使用できない、いわゆるドラッグ・ラグは長年、日本の医療界の大きな問題になっていましたが、これにはやむをえない面もありました。と言うのは、たとえばアメリカで開発された薬であれば、アメリカ人と同じ効果や副作用が日本人にも見られるかどうかわからないからです。

薬のメカニズムには、吸収、分布、代謝、排泄の４段階があり、このなかでとくに代謝にかかわる酵素が日本人とアメリカ人で違いがあるとされています。そのため、アメリカ人なら速やかに代謝される薬が、日本人だとなかなか代謝されずに体内に残ってしまうといったことが起きるわけです。つまり日本人の体とアメリカ人のそれは同一ではなく、発症する病気も同じとは限りません。

昔、アメリカに留学していたとき、私が所属していた研究室の隣の部屋では、聞きなれない病気の遺伝子治療の研究が助成金をもらって大々的に進められていました。嚢胞性線維《のうほうせいせんい》症《しょう》という欧米人の３０００人に1人の割合で発症すると言われる遺伝性疾患の治療です。日本人にはほとんど見られない病気で、民族によってそれぞれ発症しやすい固有の病気が存在するわけです。

というように、アメリカ人と同じではない日本人がアメリカで開発された薬を使用するには、それなりに審査を要するということです。

ただ、問題はその時間が長すぎることでした。これは医薬産業政策研究所の２００７年のデータですが、他国で承認された薬が使用できるようになるまでの期間は、アメリカの1・２年に対して日本は４・７年で、これは調査した11ヵ国（地域）のなかではもっとも長い期間でした。

バイオ医薬品にも保険適用

それが民主党政権になって改善され、アメリカの新薬が日本でも速やかに使えるようになったのですが、それにともなって国の医療費が急速に膨らむことになりました。

これは前述のとおり最近の新薬が高額になっているからで、そのひとつの要因はバイオ医薬品の増加です。いわゆる「薬九層倍《くすりくそうばい》」と言われるように薬は販売価格に対して原価が低く、それだけ儲けが大きい商品とされていますが、バイオ医薬品の場合は原価からして高い。だから、販売価格もそれなりに高くしてくれというのが製薬会社の言い分で、それももっともな話であり、結果的にかなり高額になっています。

こうしたバイオ医薬品が主として対象にしているのは、がんやリウマチなど自己免疫系の病気で、胃薬や喘息薬などは最近では新たな開発が減っており、既存薬で充分に対応できているのが実情です。

バイオ医薬品のネックは、やはりその値段の高さで、そのため外国では、保険適用外の場合も多いです。アメリカは加入している保険によりますが、イギリスやドイツ、フランスもそうです。そうしたなかで高価なバイオ医薬品もどんどん保険適用にしている日本は、最先端の薬の使用に分け隔てのない希有な国というべきでしょう。その結果、国の医療費が膨らむという問題を抱えていますが、患者の身になれば日本は非常にありがたい国です。先ほど話題に出たオプジーボですら、高額療養費制度のおかげで患者の支払いは一般的に月数万円です。

新薬研究開発費は完敗

保険適用による自己負担の少ない新薬の使用という観点では日本は世界に勝っていますが、もうひとつ、新薬開発についてはあまり胸を張ることはできません。

国内トップの武田薬品工業は売上高世界ランキングの17位ですが、研究開発費は世界13位ですから、まずまず健闘しています。しかし、その額3821億円（2014年度の国内ベース）は、1位ロシュの1兆1439億円、2位ノバルティスの1兆5223億円と比較すると、半分にも満たないことがわかります。

では、これら海外の大手製薬会社がどうやって大きくなったかと言えば、積極的なM＆Aです。その最大のメリットは研究開発費が潤沢に使えることです。日本の場合、たとえば同じような抗がん剤をA社もB社もC社も研究しているとしたら、1社あたりの研究開発費にはおのずと限界があります。昔ならともかく、最近の高度なバイオ医薬品の研究をするのに、これでは厳しい。それが海外なら、2社が一緒になることで研究開発費もいきなり増大します。

スケールメリットは研究開発にも大きなプラスをもたらしているということです。

それと新薬開発に関して日本の弱点は、第1章の最先端医療のところでも触れましたが、バイオベンチャーが育っていないことです。アメリカにはリウマチ薬のエンブレルなどを手がけたアムジェンや、C型肝炎薬のソバルティ、ハーボニーなどを開発したギリアド・サイエンシズといった近年急成長したバイオベンチャーがありますが、日本にはこれらに匹敵するような企業はありません。今後育ってくるかというと、残念ながらあまり期待しないほうがよさそうです。

以上のことをふまえると、最新の薬に関して日本はその使用については以前よりも承認が早くなり、しかも保険適用によって多くの人が高額新薬の恩恵を受けることができる。これは他国に勝る反面、新薬開発はアメリカなどにおくれをとっており、開発力はあきらかに見劣りする。したがって、ここはプラスマイナス相殺で引き分けとするのが順当でしょう。

あらためて整理すると、この章の「薬」については、薬の値段についてはすでに述べたように引き分け。処方される薬の量では日本の負け。最新の薬についても引き分けで、結局、薬については0勝1敗2分けとなります。

第４章　医療の値段を比較する

急速に増える日本の医療費

医療にお金がかかるのは無理からぬことで、とくに高齢化の進んだ社会では医療費の増大が国の財政を圧迫するようになります。

わが日本がまさにそうですが、日本人が病気やケガの治療のために医療機関にかかった費用の総額である国民医療費は、２０１５年度で41兆５０００億円（概算）。前年度よりも約１・５兆円増、率にして３・８パーセント増であり、13年連続で過去最高を更新しつづけています。政府は２０２５年度には医療費が約54兆円に膨らむと推計していますが、これは日本国の税収（２０１６年度予算額で約58兆円）と大差ありません。つまり、税金のほとんどを、国民の健康を維持するために使うことになるのです。では、海外と比較すると、どうでしょうか。

ＯＥＣＤ加盟国の医療費の対ＧＤＰ比（２０１５年）を見ると、もっとも多いのがアメリカの16・９パーセントで、これは加盟国のなかで突出しています。２位がスイス（11・５％）で、３位が日本（11・２％）。以下、ドイツ（11・１％）、スウェーデン（同）、フランス（11・０％）の順ですが、２位以下は大差ありません（図４―１）。

ですから、日本が主要国のなかでとくに医療費の割合が高いわけではないのですが、気に

図4−1　医療費の対GDP比率

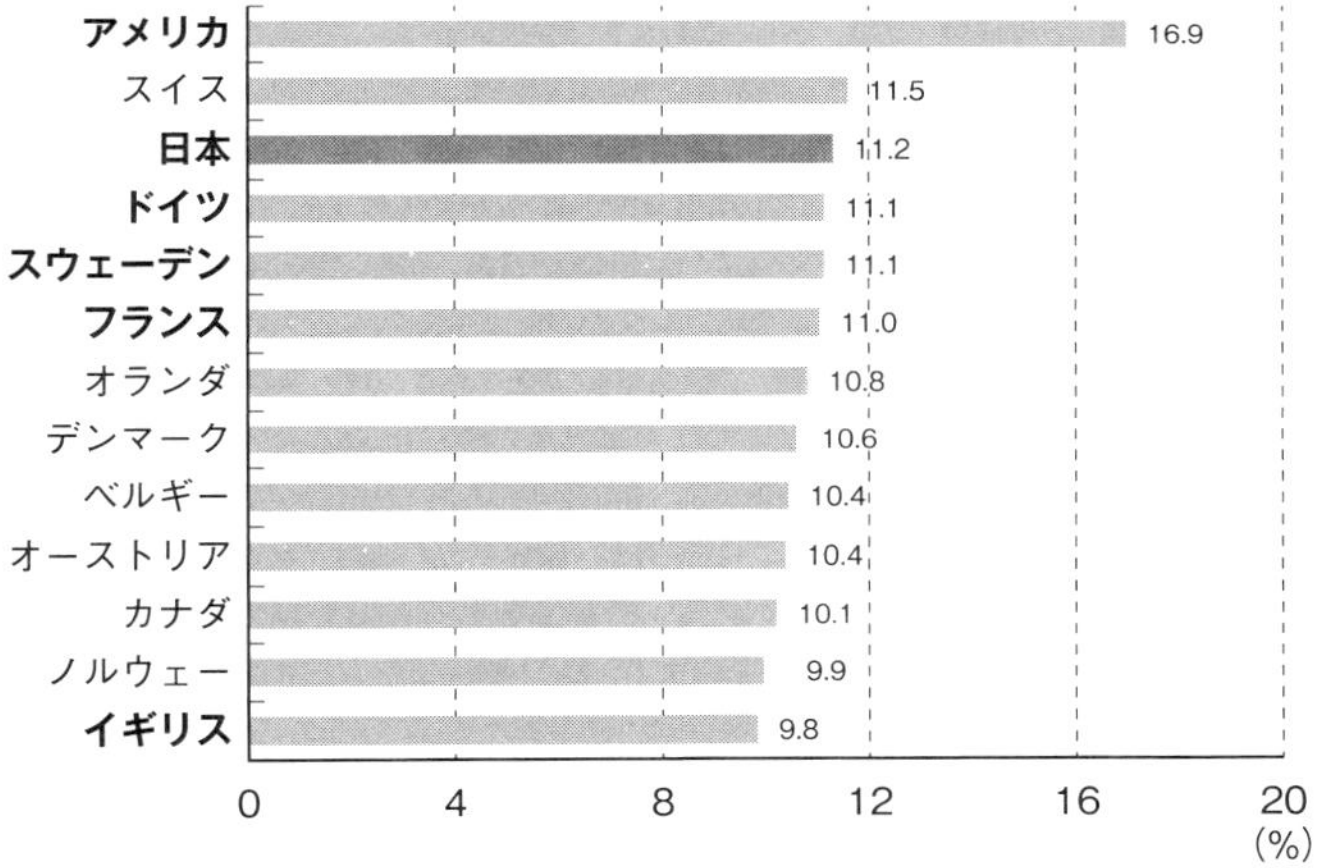

OECD Health Data 2016より

なるのはその増え方です。

この前々年の２０１３年、日本の医療費は対ＧＤＰ比10・２パーセントで、８位でした。他国が横ばいか微増にとどまっているのに対し、日本はこの２年で１ポイント増え、順位も８位から３位に上がっています。さらにその前年（２０１２年）、日本は10位でしたから、この数年で日本の医療費は急速に増大したことになります。

じつはこの時期の医療費増大は、２００９年から３年間続いた民主党政権の政策によるものです。

民主党政権は「隠れた財源がある」と主張して、社会保障の充実を目指すとともに、診療報酬を上げることで病院にお金を回しました。

医療費というのは料金（P）に量（Q）を掛けた総額ですが、本来、これだけ高齢化でどんどんQが増えているならば、Pを抑えて医療費が膨らまないようにするのが当然です。ところが民主党は、このときPを上げてしまった。もともと労働組合の影響力が強い政党でもあり、激務なのにこんな報酬ではやっていけないという医療現場の声に押されて診療報酬を上げたわけです。

ただでさえ増大しているQに加えてPも上げたものだから、一気に医療費が膨らみました。診療報酬アップで潤った病院のなかには、MRIを導入したり、病棟を建て替えたりというかたちで患者に還元したところもあるでしょう。その意味では患者にとっていい面もあったでしょうが、ともかく日本は民主党政権のとき医療費が増大しました。自民党に政権が戻ってから、ふたたび抑制に転じているとはいえ、イギリス、フランス、ドイツとくらべて医療費が大きく膨らんでいるのは事実です。

さすがにアメリカとくらべれば日本のほうがずっと少ないものの、ここは日本と医療事情が大きく異なる国と比較しても意味はありません。イギリスなどは、準公務員である開業医に対する報酬をかなり抑えることで医療費膨張を防いでいますが、日本には医療費抑制に向けた有効な手だてはなく、国民医療費については日本の「負け」は致し方ないところです。

個人負担割合と保険適用の範囲

ただし、国民医療費が膨らんだからといって、単純に個人の負担割合も大きいとは限りません。

先ほどの医療費の対GDP比のうち公的支出分を差し引いた、個人負担医療費の対GDP比（2015年）を見ると、日本は1・7パーセント。じつはこれ、ドイツとともに主要国のなかでもっとも少ない数字なのです。

個人負担王国のアメリカ（8・5％）は言うに及ばず、フランス（2・3％）より少ないばかりか、個人の窓口負担がほとんどないはずのイギリス（2・1％）や、北欧代表として取り上げているスウェーデン（1・8％）よりも少ないのは意外です（図4―2）。もっとも、同じ北欧でもデンマークとは同率、ノルウェーは日本より低くなっています。いずれにせよ、こうした国は、通常の医療であれば費用はほとんどかかりませんが、高度医療を望んだり、前述の数ヵ月待ちにしたがっていられない場合は、自費や民間保険になるので個人負担が一気に跳ね上がります。すると、トータルでこのくらいの個人負担が生じることになるわけです。

そのうえ、イギリスやスウェーデンの国民は、医療費ゼロの部分は高額の税金で負担して

図4－2　個人負担医療費の対GDP比

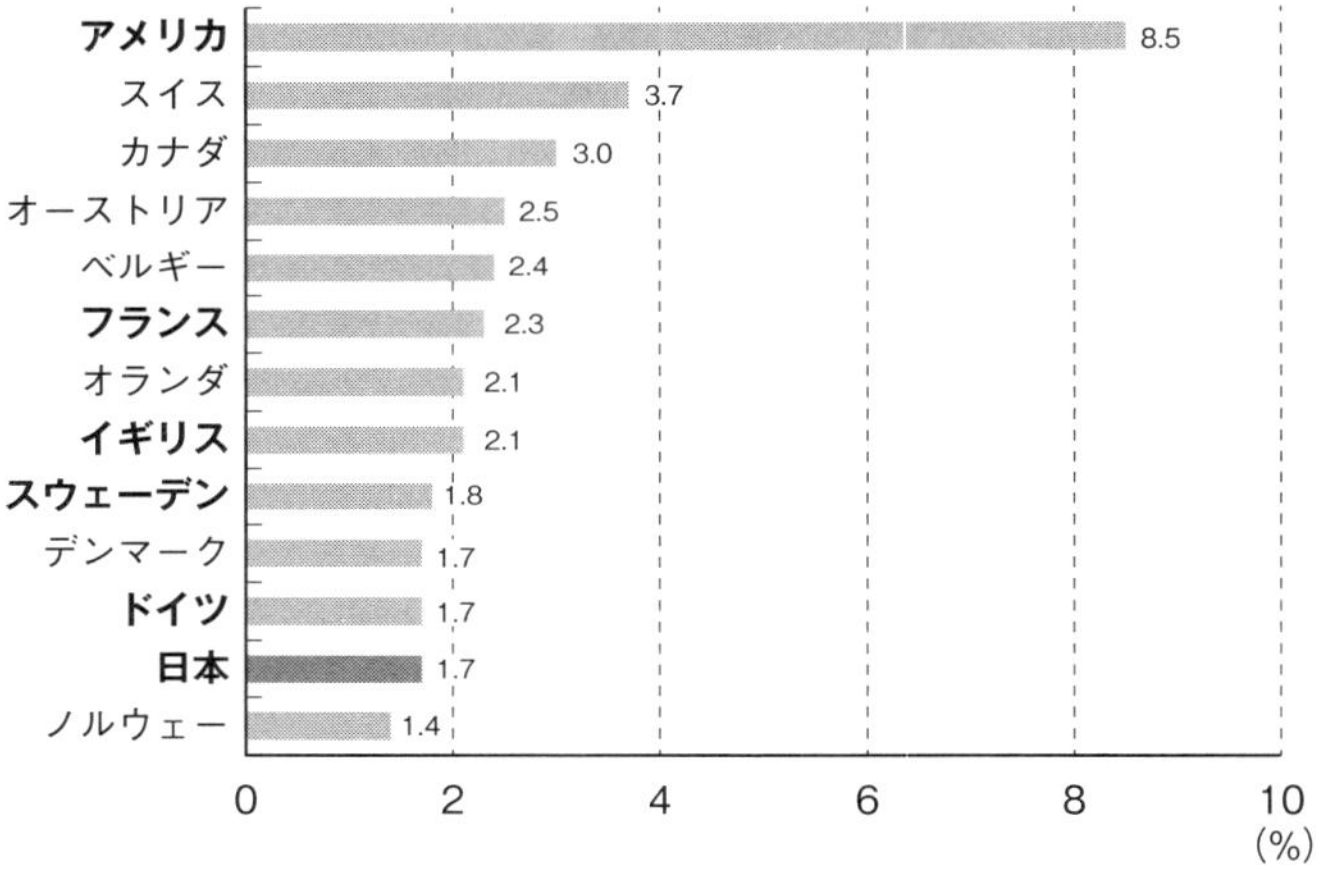

OECD Health Data 2016より

いるので、その分も合わせると、実質的な個人負担は日本よりもかなり大きくなってしまいます。

日本国内でも3割負担に対する不満の声はもちろんあります。しかし世界的に見れば、3割の個人負担でかなり高レベルの医療を受けられるのが日本です。たとえば韓国でも国民皆保険ですが、「ダヴィンチ」のような医療ロボットを使った手術は保険適用外になってしまいます。

また、イギリスの場合は国民皆保険ではなく、前述のようにほとんど税金で医療がまかなわれていますが、日本では当然保険適用になる薬が個人負担になってしまう例があります。認知症の治療薬

「アリセプト」は、いまはイギリスでは無料で出されますが、それが認められるようになるまでかなり時間がかかっています。そのほかにも、日本をはじめ他国では保険適用されている抗がん剤の標準薬がイギリスではなかなか使えないために訴訟が起きたりしています。

逆に言えば日本は、他国から見ると、羨ましくなるほど保険適用が広いのです。

私は１９９５年から７年間アメリカに留学していましたが、日本の医療事情を知っているアメリカ人医師はよく「なぜ日本はそんなに安い医療費で高度な医療を提供できるのか」と首をかしげたものです。

たしかにこうした国は世界にもおそらく例はありません。医療費の安さと保険適用の広さ、そしてそれがもたらす費用対効果において、日本はすばらしいものがあります。ただし、日本の個人負担の対ＧＤＰ比１・７パーセントという数字は、ドイツと同じであることから、ここは厳しく引き分けとします。

日本の医師は儲けすぎなのか

日本の安く、かつ高度な医療について、もう少し話を続けると、アメリカの医療関係者からすれば、日本のこうした医療は「驚くべきこと」なのです。

まず国民皆保険があり、それを国民負担がなるべく小さくなるようにうまく運用している。そのことに感心するとともに、アメリカ人医師は日本の医師に対して「その報酬でよくまあ」という思いを口にします。じつのところ、日本が費用対効果の大きな医療を実現できた要因のひとつは、多忙な医師への決して多くはない報酬です。

日本の勤務医の平均年収は1200万円ほどで、一般的なサラリーマンにくらべるとたしかに高額ですが、アメリカの専門医と比較すると、思わずため息が出そうになります。

アメリカの専門医は分野によって年収の開きが大きいのですが、『フォーブス』誌によると、もっとも高いのは心臓外科の循環器科医で、平均年収は約6510万円。以下、整形外科医約6160万円、消化器科医約5640万円、泌尿器科医約5110万円、皮膚科医約4940万円、救急医療医約4280万円と続きます。比較的年収の低い精神科医でも約2800万円と日本の平均的勤務医の2倍以上です（数字はすべて2014年）。

これらはあくまで専門医の平均年収で、アメリカも一般医の場合はこれほどではありませんが、それでも日本の医師よりもかなり高額です。

日米の医師のかけ離れた給与格差は、時間給に換算すると、さらに拡大します。というのは、日本の医師の勤務時間はおそらく世界一長いといっても過言ではないからです。

日本医師会の統計（2009年公表）によると、産婦人科医の場合、週の平均勤務時間は74時間。これに対して海外はアメリカ65時間、ドイツ60時間、カナダ53時間、イギリス44時間となっており、日本の長時間労働が際立っています。第2章で触れたように日本は医師の数が少なく、人口1000人あたり2・3人で、これはOECD加盟国のなかでかなり少ない部類です。この数の少なさが個々の医師に長時間労働というしわ寄せを生んでいることがわかります。

さらに言えば、日本の医師は勤務環境にも恵まれていません。日本医師会の統計では日本の産婦人科医の勤務環境は、5段階評価中最低の1で、イギリス（5）やドイツ（4）、アメリカ（3）とくらべて、著しく悪いことがわかります。つまり、日本の医師はイギリスやドイツからすると劣悪な勤務環境で長時間労働を強いられているわけです（図4―3）。

民主党政権が診療報酬を上げたのもこうした背景があったからですが、高給のアメリカ人医師が「よくやっているなあ」という実感を抱くのもおわかりいただけるかと思います。

このように書くと、まるで身内擁護をしていると思われそうですが、日本が少ない個人負担で高レベルの医療を提供できている要因のひとつとして、医師の「薄給」と、どの国よりも長い労働時間があることは指摘しておきたいと思います。

当然この先、いつまでこの医療体制が維持できるかという問題があるわけですが、医療制度に問題や不安を抱えているのはどの国も同じです。

たとえばイギリスは医療費抑制のために医師報酬の見直しなどの策を講じるいっぽうで、

図4―3　各国の産婦人科医の勤務実態

国	産科医の平均勤務時間（週）	勤務環境（5段階で5が最高）	産婦人科の人気（4段階で4が最高）
日本	74	1	2
アメリカ	65	3	2
ドイツ	60	4	2
シンガポール	60	4	4
韓国	54	1	1
カナダ	53	3	3
フィンランド	48	4	3
ニュージーランド	47	2	2
イギリス	44	5	4
デンマーク	37	データなし	3
フランス	データなし	1	1

日本医師会資料より

国営の巨大組織である国民保健サービス（NHS）に手を焼いています。イギリスの公的医療サービスはすべてこの組織によって運営されており、15万人以上の医師と30万人を超える看護師をはじめ、全部で百数十万人にのぼる膨大なスタッフがいます。言うまでもなく、それらはすべて公務員か準公務員です。

NHSとはいわば硬直化した大官僚組織であり、サッチャー首相のときに競争原理を取り入れるなどの改革を試みましたが、うまくいっていません。これだけの巨大組織を維持するだけで莫大な費用を要し、当然そこには膨大な無駄があるはずですが、そこに手をつけるのは容易なことではなさそうです。

医療の公平性はピカイチ

ここまで見てきたように日本の医療は個人負担割合が少なく、さらに保険の範囲で一定レベルの高度な医療を受けることができる。しかも、日本の医療のよさはそれだけではありません。

国民皆保険制度とは言い換えるなら、だれでも、いつでも、どこでも、同じレベルの医療を受けることができる仕組みのことです。この「だれでも」「いつでも」「どこでも」のうち、日本の医療のいちばんの強みは「どこでも」が可能になっていることです。これについては次章で詳しく触れますが、全国各地にくまなく病院がある日本だからこそできることであり、海外ではまず難しい。アメリカやヨーロッパでは都市部に病院が偏在しており、「どこでも」というわけにはいきません。

また、イギリスやスウェーデンでは、まず地域ごとに決められた、かかりつけ医に診てもらうことが義務づけられており、日本のようにどこの病院でも診療が受けられるわけではないという事情もあります。

さらに「だれでも」については、日本では昭和36（1961）年に国民皆保険になり、もう半世紀以上も前にクリアしていますが、フランスやドイツでも、すべての国民が平等な医療サービスを受けられるようになったのは比較的近年のことです。国民皆保険制度のないアメリカでは、この「だれでも」はまだ政府の目標でしかありません。

つまり、日本の医療制度の特性は、高い「公平性」にあると言えます。医療の公平性において日本は世界のどの国よりも勝っています。

この公平性を具現化した制度のひとつが高額療養費制度です。

これは1ヵ月にかかった医療費の自己負担額が一定額を超えた場合、その分が払い戻される制度です。自己負担額の上限は所得によって異なりますが、たとえば70歳未満で年間所得500万円の人が医療費に月100万かかったとして、3割負担だから、病院の窓口に支払うのは30万円。この人の場合だと、自己負担額の上限は9万円弱になり、支払った30万円から上限額を差し引いた約21万円が戻ってくるわけです。

医療費3割負担といっても、重い病気になれば当然医療費は膨らみ、それにともなって自己負担の額も増えていきます。しかし高額療養費制度があれば、大病をわずらっても、べらぼうな医療費がのしかかることはありません。この制度は昭和48(1973)年に創設されていますが、これにより医療費による生活破綻のリスクがなくなりました。

言い換えれば、経済的な理由で本来受けられる治療が受けられないということがあってはいけないという、いわば公平性の原則から生まれた制度なのです。

日本では、つねにだれもが一定レベルの医療が受けられるという公平性が重視されています。われわれ日本人にとってはそれが当たり前で、特別なことだとは思っていませんが、じつは海外ではかなり希有なことなのです。同じ先進国であるアメリカやイギリス、スウェーデンでさえ「だれでも、いつでも、どこでも」の三原則は実現されていません。まして途上国では、それを望むべくもないのが実情です。

殺人事件が頻発する中国医療事情

一例として中国の医療制度を見てみましょう。

中国の医療保険は都市と農村で異なっており、大きく「都市型」と「農村型」の二つに分かれています。ちなみに農村部の医療保険で適用される薬は限られており、したがって農民は薬剤費の多くを自己負担しなければなりません。この二つの保険はまったく別個のものですから、たとえば農村の人が都市の病院で診てもらおうとしても、農村の保険は適用されません。

農村にも病院はありますが、都市の病院の医療レベルとはかなり差があります。そのため、がんになった貧しい農村の人が北京の大病院で治療を受けようと思えば、親戚中からお金を借りてすべて自費でまかなうことになります。しかも、こういう場合、北京に着いてから診察を受けるまでがひと苦労で、病院の予約をとるのに予約券を入手しなければなりません。この予約券がまたすぐに手に入らないため、それを売るダフ屋がいて、病院の近くでうろうろしてカモが来るのを待ちかまえています。

私がなぜこうした事情に通じているかというと、実際に北京の大病院の近くで、その商売とおぼしき男性から声をかけられたことがあるからです。きっと農村から来たお上りさんに見えたのでしょう。ひとりの男性がスーッと近づいてきて、「予約券を買わないか」と声をかけてきました。通訳してもらったのですが、その男性が口にした値段はべらぼうに高いものでした。

ダフ屋から法外な値で予約券を買いたくなければ、それを求めて早朝4時か5時から行列に並ばなくてはなりませんが、並んだからといって必ず診てもらえるという保証はありません。

そうやって、ようやく診察までこぎつけても、大勢の外来患者が列をなしているので、それほど丁寧に診てもらえるわけではない。かつての日本でもそうでしたが、一日に200人近い患者の診察をする場合もざらです。高い自費を払い、長々と待たされてこの程度かと怒り出す患者もいますが、それで済めばまだいいかもしれません。中国では手術に失敗して患者を死亡させた場合、今度は医師の生命が危ぶまれることになりかねないからです。実際に中国では恨みをつのらせた患者の家族によって、医師が殺害される事件がときどき起きています。

そうしたことがあるため、中国の病院では万一の事態を考えて診察室からすぐに医師が逃げられるようになっています。じつは日本でも精神科の診察室などは万一患者が暴れた場合を想定して、いざというとき医師が逃げやすいように動線が設けられていますが、中国の病院ではそれが当たり前です。

さらにすべての診療室にはデスクの下に緊急用の非常ボタンが設置され、院内の警備室や公安警察に直通でつながるようになっているほか、当直はできるだけ複数で担当するなどの対策も講じています。

このように中国では医師はへたをすると危害を加えられかねない対象であり、そのため、積極的になりたがらない職業のひとつと言えます。この国では医師も公務員で、本給はそれほど多くはありません。先に中国の医師は製薬会社からのリベートが多いと言いましたが、裏金でももらわないとやっていられないというのが彼らの本音かもしれません。と同時に、いま述べたような実情を知れば、近年、日本の医療を受けるためにわざわざ訪日する医療ツーリズムの中国人が増えていることもうなずけると思います。

また国土の広い中国では、地方から北京にわざわざ車で何時間もかけて病院を受診するよりは、直行便のある日本に行ったほうが楽である、といった話もあります。

中国やインドネシアなどは、平均的な医療レベルが高いとは言えません。事実、これらの国では、胆石の手術を受けたはずの患者が本人も知らないうちに胃を取られていた、というような信じがたい医療事故が起きています。世界を見渡せば、医療の公平性以前の問題をかかえている国が多いのです。

競争が激しい韓国の病院経営

いっぽう、韓国は日本を真似て80年代末から国民皆保険制度になっていますが、日本との違いは、自己負担割合の大きさです。

全医療費に占める自己負担の割合は日本の約2倍と高く、そのため通院や入院が途中で続けられなくなる患者もいます。また、医療保険の適用範囲が日本にくらべて小さく、日本であれば保険適用のCTやMRIの検査も状況によっては全額自己負担です。さらに韓国では日本と違って高齢になっても若い世代と同じ割合の自己負担を求められるうえに（一部例外あり）、6歳未満の子どもにも自己負担金が発生します。平等と言えば平等ですが、「公平」とは言えません。

韓国は後述するように最近、介護保険制度を開始するなど、日本を参考にした社会保障制度を整えていますが、日本から見ると、韓国の医療はアメリカと日本の中間のような印象です。

アメリカと似ている点は、韓国も医師の収入格差が大きいことです。韓国の場合、一般開業医の収入はそれほど多くはありません。ところが、サムスンや現代《ヒュンダイ》といった財閥が財団で系列の病院を経営していて、そういうところのトップクラスの医師になると、驚くほどの高収入を得ています。

こういう財閥系の病院は規模がまた巨大で、たとえばソウルにある現代財閥のソウルアサン病院がそうです。ホームページによると、この病院は２７００床の韓国最大の病院で、年間６万件の高難度手術を行い、主要30大疾患と、６大がん疾患、および臓器移植手術件数すべてで韓国１位の実績を持つとあります。

日本では各都道府県の医療計画により、地域ごとに病床数が割り当てられているため、病院が勝手に増床することはできません。しかし韓国にはそうした規制がないので、資本力のある病院はどんどん規模拡大することができるいっぽう、競争に敗れて撤退を余儀なくされる病院もあります。

そうした競争原理がプラスに作用する面はもちろんありますが、実際に患者の利益にどれだけ寄与するかはまた議論のあるところです。

さて、この章の勝敗を整理すると、国民医療費については日本の場合、近年とくに膨らんでおり、完敗といったところでしょう。しかしながら、個人負担はドイツと並んでもっとも小さい。ですから、ここは勝ちでもいいのですが、厳正に見て引き分けとしました。それに対して日本が世界に堂々と胸を張れるのが医療の公平性で、これは日本の圧勝です。

結果、1勝1敗1分け。ただし、限りなく2勝1敗に近い内容ではあります。

第5章　病院を比較する

日本は医療の地域格差が小さい

日本は世界的に見ても非常に病院の多い国です。

ＯＥＣＤの統計によると、日本は人口１００万人あたりの病院数が67。フランスが52、ドイツが40、イタリア19、アメリカ18ですから、その多さが際立っていることがわかります（図５―１）。

日本では病床数20床以上の医療機関を「病院」としていますが、病院の定義は国によって異なります。そこで、病床数で比較すると、やはり日本は突出しています。人口１０００人あたりの病床数は13・３で、これはフランスの２倍超、アメリカ、イギリスのおよそ５倍です（図５―２）。

病院の多さは医療の充実度を示すもので、国民にとって喜ばしいのは言うまでもありません。第1章で述べたように日本の医療はその基本に均霑化《きんてん》という考え方があり、全国津々浦々、どこでもだれでもいつでも同じような医療が受けられることを目指しています。病院の数が多いのは、そうした基本方針の表れと言えます。

アメリカなどは大都市ではすばらしく高度な医療を行う大病院がある反面、地方に行くと病院の数が少なく、したがってアメリカの田舎には医師があまりいません。また、病院があ

図5－1　人口100万人あたりの病院数

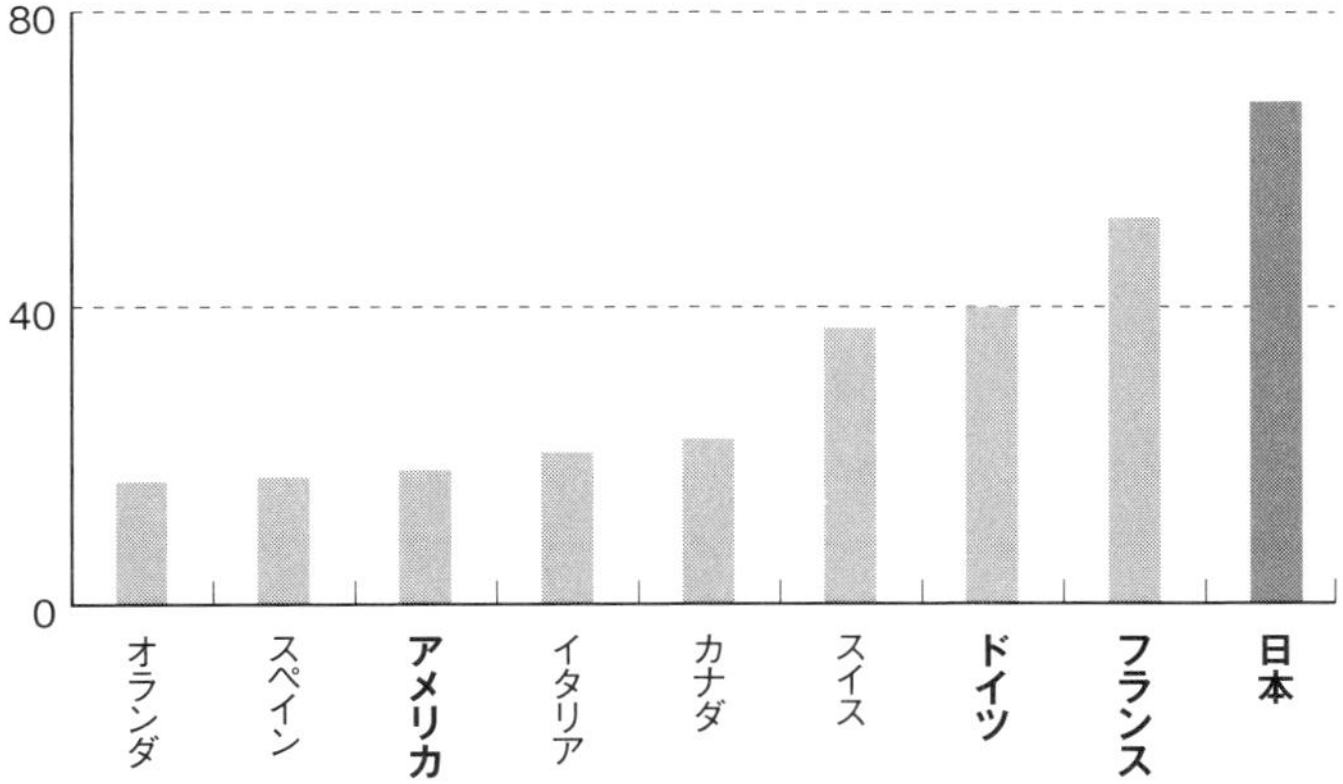

OECD Health Statistics 2015より

図5－2　人口1000人あたりの病床数

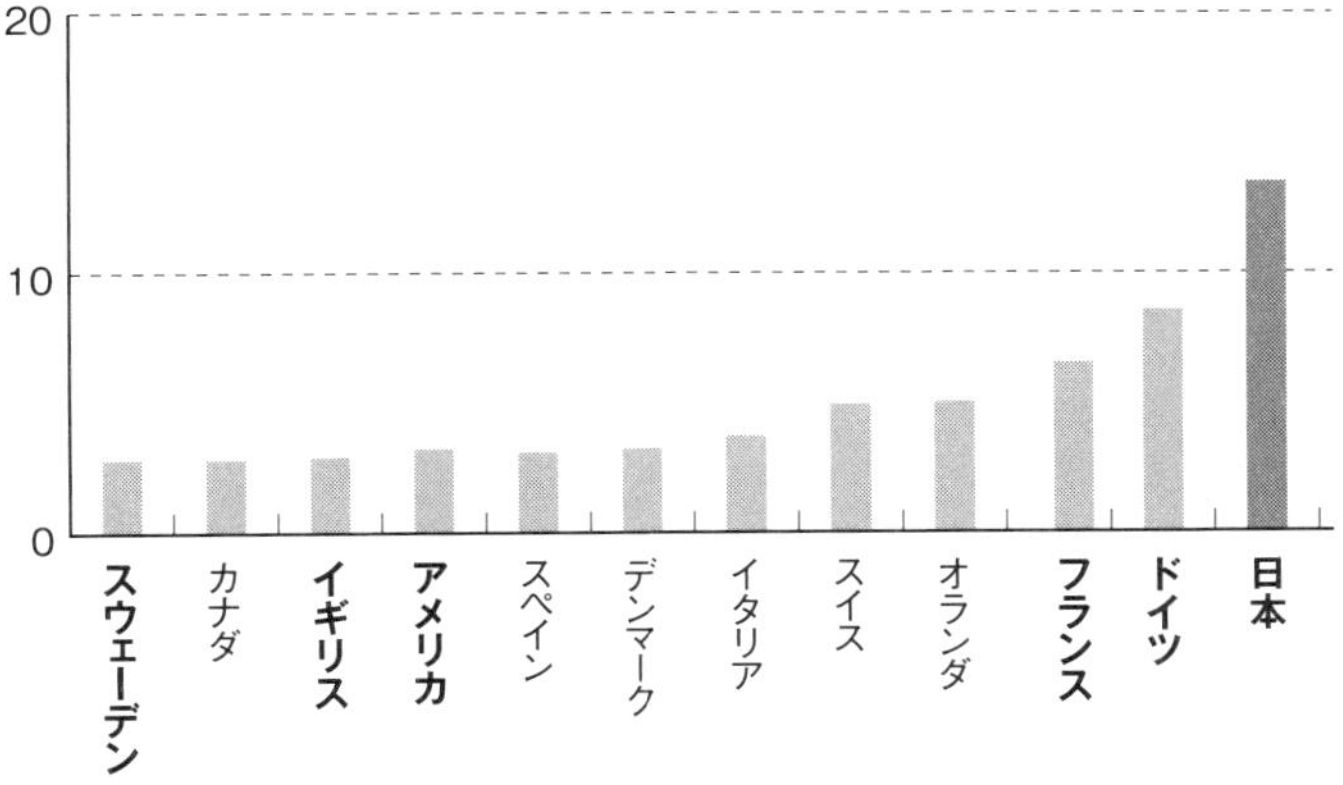

OECD Health Statistics 2015より

あります。

っても、都会の病院と同じ医療レベルというわけにはいかず、国のなかで厳然と医療格差が

参考までに付け加えますと、アメリカでは郡部ほどアメリカ人医師が少なくなり、代わって外国人医師が増えます。これはアメリカだけではなく、イギリスやドイツ、フランスなどヨーロッパでも同様の傾向が見られます。アメリカに多いのはインド人医師、ドイツではハンガリー人医師が多いのですが、なぜ欧米にこうした外国人の医師が多いかというと、アメリカやヨーロッパは、やはり収入がいいですから、それに引き寄せられてやってくるわけです。

では、なぜ地方に外国人医師が多いのでしょうか。自国民の医師は基本的に田舎には行きたがらず、都市部で開業する人が多いからです。アメリカでも大都市では明確な開業制限ではないにしても、ある程度、規制が働くような仕組みが設けられていて、誰でも開業できるわけではない。でも、地方はもともと医師が足りないから、そちらで開業するぶんには制約は少ないし、むしろ歓迎される。そうしたことから、アメリカでは地方に行くと外国人医師が増えるわけです。

逆に言うと、アメリカはこうした外国人医師のおかげで地方の医師不足が解消され、医療格差是正につながっているわけですが、日本のように全国どこにでも病院があって一定レベ

ルの医療が受けられる医療体制とは異なっています。

スウェーデンに行ったときに、荒涼とした辺地にも人口のまばらな町があるのを見ましたが、そういうところにはもちろん病院はありません。聞けば、いちばん近い病院へ行くにも５時間かかるそうで、病気になったらどうするのかと聞くと、これからはテレビ電話を使った遠隔医療で対応していくと言うのです。

テレビ電話だから医師は患者の顔を見ながらやりとりできますが、当然ながら聴診器ひとつ当てられるわけではなく、脈もとれません。できるのは患者の話を聞いて、こうしなさいと助言することだけで、これでは満足な診断もできません。医療相談の域を出ていませんが、これが海外の辺地の現実なのです。

おそらく海外の田舎町で暮らしたことのある日本人なら、遠く離れた都市まで行かないと、ちゃんとした病院がないことに不安を覚えたはずです。日本なら、かなりの辺地に暮らしていても、車で1時間以内のところにそれなりの規模の病院があるでしょう。この安心感の差は大きいです。

どうあれ、国民にとって病院の数が多いことは大きなメリットであり、その点において日本は世界に勝っています。

日本の入院日数が長いわけ

この病院の多さとも関連しますが、日本は在院日数がもっとも長い国でもあります。もう一度、ＯＥＣＤの統計に注目すると、急性期医療において日本の在院日数の平均は、２０１３年で17・２日です。他国はどうかと言うと、アメリカ６・１日、イギリス７・１日、ドイツ９・１日、フランス10・１日となっています（図５―３）。

欧米のなかでもっとも長いフィンランドよりも、日本は平均１週間も在院日数が長いのです。

これでも日本は近年短くなっており、以前はもっと長く入院していました。２０００年の平均在院日数は25日で、アメリカとくらべると、じつに４倍の長さでした。さらにさかのぼって１９９５年はどうだったかと言うと、なんと33日におよんでいました。それこそ昔は、わざわざ大安の日に合わせて患者に退院してもらうといった験《げん》かつぎまで行われていましたから、日本は昔から世界に冠たる長期入院の国だったわけです。

こうした他国にくらべて長すぎる入院を見直すべく、この20年で日本は短縮化につとめてきたわけですが、それでも欧米諸国にくらべて突出した長さであることに変わりありません。

図5−3　急性期医療における入院患者の在院日数の平均

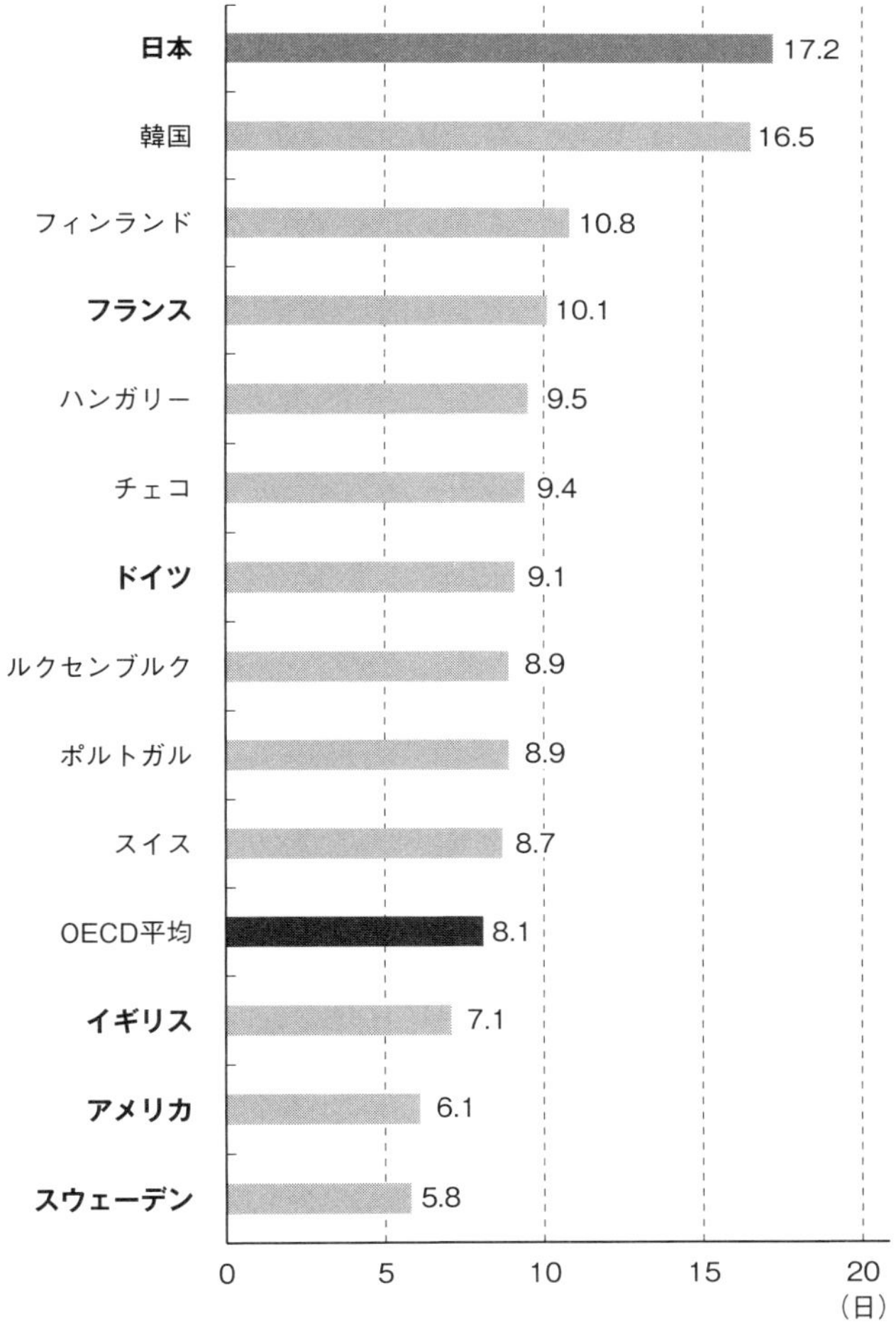

OECD Health Statistics 2015より

なぜ日本の病院はこんなに入院が長くなったのでしょうか。

それは、長くすることで医師（病院）と患者双方の利害が一致し、しかも実際に医療費を負担する保険者（健康保険組合ほか）など第三者の介入がまったくなかったからです。いや、ちょっと待ってくれ、そんなに長く入院されたら、こっちはたまらないよ、と口をはさむ人がいなければ、医師は長く入院してもらったほうが儲かるし、患者もそのほうが楽で安心できる。少しくらい入院が長くなったところで、例の高額療養費制度があるから、自己負担分は知れたものさ、と、双方にとって都合がよいため、おのずと入院が長くなったというわけです。

病院からすると、いわば顧客満足度を上げることがそのまま病院経営のメリットにつながるのですから、入院を長くして何も悪いことはありません。

ただし、病院経営上はよくても、そんなことをされたら国の医療費はどんどん膨らんでしまいます。そこで国は、海外にくらべて日本の入院日数は異常に長いじゃないかと口を酸っぱくして入院の短縮化を求めてきたのです。

即退院、再入院の落とし穴

最近では日本の長い入院はすっかり悪者にされてしまい、入院の短い病院のほうが優れていて、効率的な治療が行われていると言われるようになりました。長い入院は医療費が膨らむ要因になるばかりか、患者を甘えさせ、むしろ早く退院させて社会復帰させたほうが本人のためでもあるという指摘も聞かれます。

しかし患者の側に立てば、入院日数を短縮することが本当にいいのかという気がします。ひとり暮らしの高齢者も増えている日本で、術後の傷も充分に癒えないうちに退院させてしまうのはいかにも酷です。入院は長いほうが患者のためだと一概には言えませんが、少なくとも、アメリカの入院が平均６日なのだから、日本だってそれくらいに短縮できるはずだという考え方には疑問があります。

それは日本人とアメリカ人の体力差といったことではなく、アメリカを見習えと言うなら、実際にアメリカの大病院の周辺を歩いてみたほうがいいでしょう。

そこには病院と隣接するようにホテルが建っていて、車椅子や松葉杖姿の痛々しい人たちがたくさん寝泊まりしています。この人たちは退院後もそのホテルに滞在して毎日、病院の外来に通っているのです。つまりアメリカには、日本ならまだとても退院できるレベルでない状態で追い出されてしまう患者がたくさんいるということです。これは、病院にいるよりホテルに泊まるほうが安いこととも関係しています。

それだけならまだしも、アメリカでは退院後、容体が悪化して再入院するケースも少なくありません。やはり充分なケアをしないまま退院させてしまうのは問題ではないかとアメリカ国内でも指摘されていますが、入院期間が短すぎるのも考えものなのです。再入院率があまりに高いのなら、むしろ最初から、ある程度ゆとりをもって入院してもらい、きっちりケアしたほうが費用面からいっても賢明だと思います。

救急患者のたらい回し問題

病院が多いゆえに入院の受け入れキャパシティも大きい日本は、救急病院の数も外国にくらべて多いのですが、救急対応については充分とは言えません。救急患者の受け入れ先がなかなか見つからず、たらい回しにされることが多いからです。

この救急患者のたらい回しは、じつは日本固有の問題と言っていいかもしれません。人口あたりの病院数が日本よりも少ない外国では、救急病院も少ないのですが、救急病院である以上、受け入れを拒否することは基本的にありません。ところが日本は病院が少なくて受け入れできないのではなく、病院は多いにもかかわらず、救急患者がたらい回しにされている。これは由々しきことです。

こうしたことが起きるのは、救急病院の看板をあげているわりに、その態勢がちゃんと整っている病院が少ないからです。それに加え、日本と外国では救急病院の利用実態にも違いがあります。日本では夜中に子どもが少し熱を出したという程度でも救急車を呼びますが、これは海外ではまずありません。海外で救急車を呼ぶ場合は重篤な患者がほとんどで、辺地の場合だと、それこそヘリコプターが出動するような、そうした状況で呼ぶのが通例です。

日本では救急には1次から3次まであり、1次は帰宅可能な軽症患者、2次は一般病棟入院の中等症患者、3次は集中治療室行きの重症患者ですが、外国で救急車で運ばれるのは主に3次のケースに相当します。したがって、病院としても受け入れざるをえないというか、日本のように頻繁に「救急患者」が運ばれてくるわけでもないため、拒否する選択肢がないのが実情と言えます。

では、日本でたらい回しにされるのは軽症の患者だからでしょうか。そうではありません。子どもの発熱などは比較的すぐに受け入れてくれますが、たらい回しにされるのは、もっと重い患者です。

本来なら真っ先に病院に運ばれないといけない重い患者がたらい回しにされるのは、心筋梗塞や脳梗塞などの難しい患者を24時間態勢で受け入れられる病院がそれほど多くないからです。イギリスなどでは子どもが熱を出したと、かかりつけ医に連絡しても、緊急対応の必要なしと判断されたら「買い薬を飲んで寝ていなさい」でおしまいです。日本では、そういうときも小児科の医師がちゃんと対応してくれますから、その点は非常に安心です。

でも、肝心の重い患者の場合、そう簡単にはいかない。これが日本の救急搬送の現状です。

ちなみに日本では救急車は無料ですが、海外では有料の国もあります。海外の場合、都市によって料金が異なるケースもあり、たとえばアメリカのニューヨークで5万円、カナダのバンクーバーで6万円、オーストラリアのゴールドコーストでは9万円もかかり、タクシーのように距離によって課金される場合もあります。なかにはイギリスのように日本と同様、無料の国もあるものの、海外ではおしなべて高額で、おいそれと救急車を呼べないことがわかります。

日本では救急車の出動件数は年間約605万件（2015年）にのぼっており、救急車の出動と維持にかかる費用は年間約2兆円とも言われます。しかも救急搬送される患者の半数が軽症であることから、日本でも軽症者については有料にしてはどうかという指摘が以前からなされています。

大学病院の合併もあるアメリカ

次に、医療を考えるうえで病院数とともに重要なのが病院の規模です。

日本の場合、小規模の病院がたくさんあるのに対し、欧米は日本にくらべて病院数は少ないものの、個々の病院の規模が大きい傾向があります。すると当然ベッド数も多く、そういう意味では単純に病院が少ないから、患者の受け入れ態勢が貧弱とは言えません。しかし、前述のように日本は人口1000人あたりの病床数も13・3と、欧米にくらべてはるかに多くなっています。アメリカの場合、2・9ですから、日本の5分の1程度です。

この少ない病床数でやりくりするためには入院の回転率を上げるしかなく、アメリカの平均入院日数が短いのは、費用の高さに加えて、そうした事情があるためです。

アメリカの医療事情を見ると、大規模病院が多いからといって必ずしも患者の受け入れ態勢向上にはつながっていないことがわかります。しかも大規模病院があるのは都市部を除けば、各界のVIPが通うことで有名なメイヨークリニックがある人口約9万人のロチェスターなど、ごく一部の田舎だけですから、地方に暮らす人びとの便を考えると、中規模の病院が全国にまんべんなくあったほうが国民にとってはありがたいはずです。

日本人から見ると、アメリカのように都市部に偏在する大規模病院に疑問を呈したくなりますが、ただ、患者にとって病院の規模が大きいことのメリットも小さくありません。

まず、診療科がひと通りそろっていれば、あちこちの病院をハシゴする不便が解消します。また、規模の大きな病院には必然的に優秀な人材と最新機器が集まり、そこでは数多くの症例に組織的に対処することで医療の技術やノウハウが高まっていきます。さらに医師どうしの競争や切磋琢磨が、それに拍車をかけるでしょう。その結果、大規模病院には高度な医療が集積し、それがその国全体の医療レベルの引き上げに寄与することになります。

これに対して日本の病院は、前にも述べたように、まだまだ個人技の武士道の世界が残っています。

非常に優れた技術を持った医師があちこちにいるけれども、それが組織としてのノウハウにまで蓄積されにくい。ノウハウの蓄積には、ある程度まとまった症例数をこなすスケールと組織的対応が必要で、そこは日本の病院の弱点です。経験やノウハウは医師個人のなかで高められていますが、組織に受け継がれていないわけです。いわば医師は個人プレーヤーの域を出ておらず、たとえば胃がん手術で定評のある医師がA病院からB病院に移れば、そのまま胃がん手術の高度な技術も移転してしまい、その医師なきあとのA病院には何も残っていないということが起きるのです。

その点、アメリカの場合、外科医であれば一定の手術数をこなさないと専門医になれない仕組みになっているため、症例数の少ない小規模病院にいたら、いつまでも専門医になれません。そうしたこともあって、より高みを目指す医師はおのずと大規模病院に吸収されていくという構造になっています。

もうひとつ、アメリカの病院が大規模化する要因としてＭ＆Ａがあります。アメリカでは大病院のＭ＆Ａもめずらしくはなく、これは私自身がかつて身をもって経験しています。私は90年代にニューヨークのコーネル大学医学部に留学していましたが、その留学中にコーネル大学の付属病院とコロンビア大学の付属病院が合併してしまいました。どちらもマンハッタンにありますが、もともと水と油、天敵どうしのように言われていたのに合併することになり、これにはさすがに驚きました。

日本でも最近、病院のＭ＆Ａが行われるようになっていますが、日本の場合は経営の立ちゆかなくなった小規模病院がどこかに買われるといったケースがほとんどです。アメリカのように大学病院どうしの合併は聞いたことがありません。もし順天堂大学医学部附属病院と東京女子医科大学病院が合併するとなれば、医療界も世間もびっくりするでしょうけれども、そういうことが現実にあるのがアメリカなのです。

院内ガバナンスを強化せよ

日本の病院の難点についてもう少し触れておきましょう。

海外の病院にくらべて、あきらかに不備なのが医療事故を含めたトラブルへの備えです。

そもそも海外では、病院は来訪者や入院患者にとって安全な場所ではないと考えられています。たとえば、シンガポールのタントクセン病院は、国内2番目の規模と170年の歴史を持つ政府系病院で、病床数1500、45の診療科と、脳や心臓などの16の専門センターがあり、従業員8000人を数える巨大病院です。

左の写真は、この病院の入り口ですが、入館証がないと、だれも入ることができません。日本の病院を見慣れた人にとっては違和感があるでしょう（写真5―1）。

しかしよく考えてみれば、日本でも最近は入館するのにセキュリティチェックがない企業はまずありません。ところが病院は、誰でも自由に出入りすることができます。非常に無防備なのが日本の病院です。

では、その対策として、タントクセン病院のようなハードウェアを導入すれば、病院の安全は約束されるでしょうか。セキュリティも大切ですが、そもそも日本の病院は、院内のガバナンスが効いていません。ここが重要だと思います。

ここで言うガバナンスとは、「相互監視」といった意味で用いられています。たしかに病院のスタッフには医師や看護師など国家資格を持つ社会的に認められた専門家が多いのですが、だからといって、その良心にのみ任せてよしとする時代は終わったと言えましょう。

少し前の話ですが、閉院に追い込まれた「神戸国際フロンティアメディカルセンター」の事件がありました。この病院では、生体肝移植の手術を受けた10人のうち7人が死亡しまし

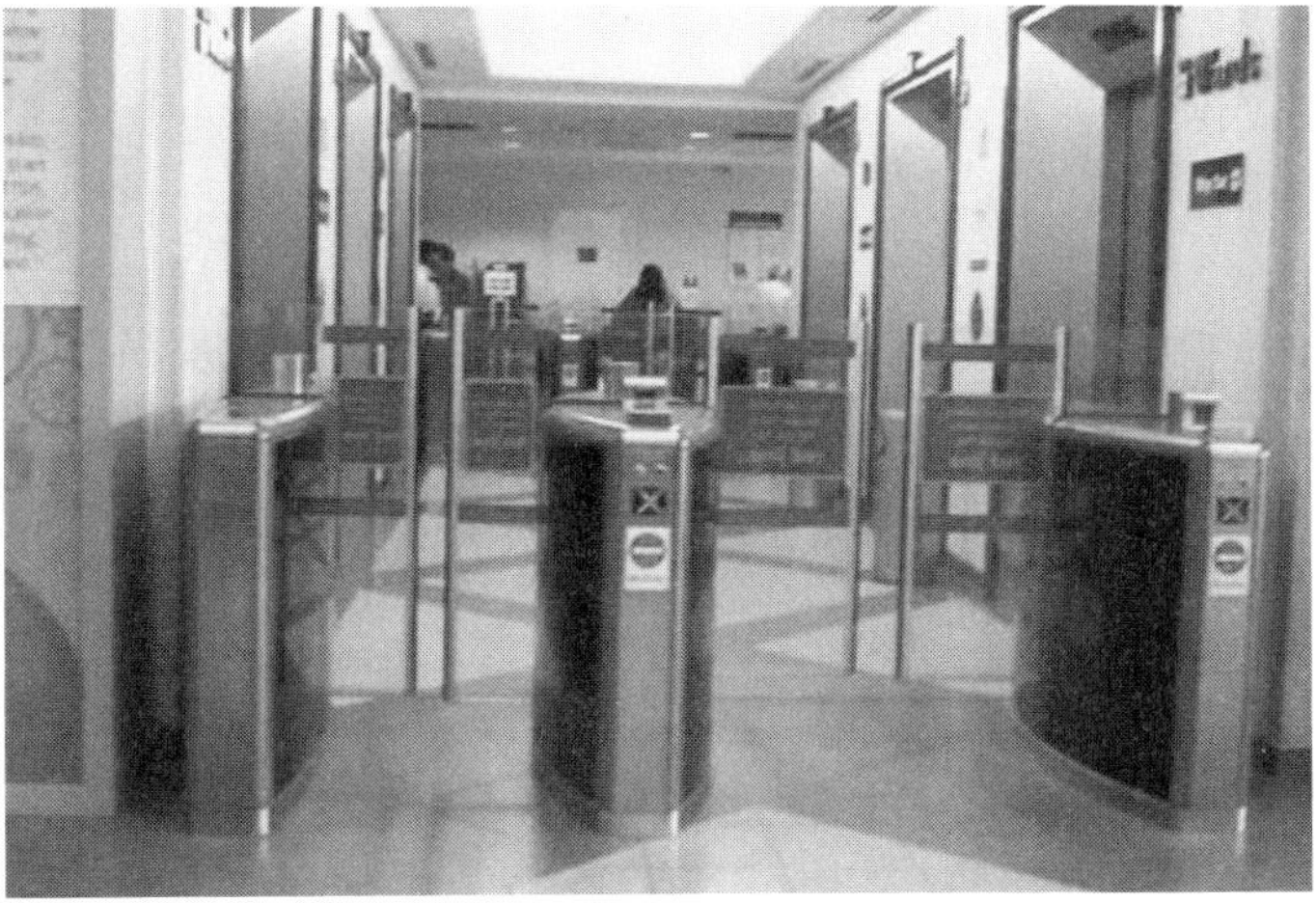

（写真5—1） タントクセン病院の入り口

た。患者と執刀医のあいだでは合意があったのでしょうが、死亡リスクが高すぎる手術を無理に行ったのではないか、と糾弾されてしまったのです。

この事件は、執刀医（主治医）がひとりで手術の適用を決めたために起こったと考えられます。つまり院内ガバナンスが機能していないために起きた悲劇です。同じことは看護師や薬剤師の業務についても言えます。

これからの病院は、ハード面でのセキュリティ対策のみならず、内部でのガバナンスを徹底させる必要があると思います。

日本の病院の8割が赤字

ところで日本の場合、なぜ小・中規模の病院が全国にたくさんあるかと言うと、国民皆保険制度と深く結びついています。国は昭和30年代に皆保険を実施するにあたり、一定レベルの医療を提供する病院が全国に必要だとして、既存の診療所を病院に拡大する政策をとることにしたわけです。戦後の高度経済成長期でもあり、銀行も診療所に積極的に融資した結果、小規模の病院が各地にたくさん誕生することになりました。

これに対して欧米の病院は、もともと教会や修道院で具合の悪い人をケアすることから始まっています。教会ですから、本来そこは人びとが集う場所で、広く門戸を開いて患者が来るのを待っていますが、自分のほうから、あちこちに拠点展開していくという発想はありません。

欧米の病院はその生い立ちからして集約していく性格をそなえていますが、現在、日本の医療界にとっても病院の集約化はひとつのテーマになっています。欧州の公立病院なら、強引に行政が統合を進めることができますが、問題は日本で民間病院や公立病院をいかに集約化していくかです。

いまや日本の病院の約8割が赤字経営です。この先もし経営破綻する病院が続出するようなことになれば、そこで長期入院している多くの老人が行き場を失う事態になりかねません。そういう悲劇が起きないためにも中小病院の集約化は進めざるをえませんが、プラス思考でとらえるならば、集約によって病院の大規模化が進めば、人材育成や医療の高度化などのメリットが期待できます。

このことは、病院の数が多いという日本のメリットにはマイナスです。しかし、今後はICT（情報通信技術）や自動運転技術などの進歩により、病院までの距離の遠さという問題は徐々に克服されていくかもしれません。また、病院が集約化されても、病院のベッド数が減るとは限らず、ベッド数が足りなくなって入院できないというような事態にはならないでしょう。

現状、個人技によって高度な医療が維持されている日本は、大規模病院の数はまだまだ少なく、病院の規模においてはここまで述べてきたようにアメリカなど海外に負けています。

CT、MRI設置は当たり前？

病院の「数」は日本の圧勝ながら、「規模」では負けており、ここまで1勝1敗です。残るもうひとつの指標は、病院を構成する二大要素であるヒトかモノですが、ヒト、すなわち医師と看護師についてはすでに第1章で触れていますので、ここではモノの充実度に注目してみましょう。

病院のモノと言えば医療機器ですが、高度医療の代表的な機器をあげるなら、やはりCTとMRIです。CTはコンピュータ断層撮影装置、MRIは磁気共鳴画像装置のことで、撮影する部位や検査目的などによって使い分けられており、数千万円から数億円する高額機器です。

人間ドックなどでこれらの検査を経験した人も多いはずです。人間ドックに限らず、体の不調を覚えて病院に出向き、ひと通り話を聞いた医師から「じゃあ、とりあえずCTを」という感じで、この検査機器にかかった人も少なくないでしょう。いまや日本ではすっかりおなじみになっている検査機器ですが、海外ではCTやMRIを経験した人はまだまだ少数のはずです。なぜなら、これらの検査機器の普及率は日本が圧倒的に高いからです。

OECDの統計を見ると、人口100万人あたりのCTの設置台数は、日本が101・3台でトップ。2位はオーストラリアの44・4台ですから、これはもう日本が突出していることがわかります。ちなみに、アメリカは3位の40・9台、イギリスは非常に少なく8・9台で、OECDの平均は23・6台です（図5―4）。

MRIはどうでしょうか。こちらも日本が46・9台でトップ。以下、アメリカ31・5台、イタリア23・7台と続き、OECDの平均は13・3台です（図5―5）。

では、なぜ日本ではこれほど普及しているのか。ひとつには診療報酬制度により1枚撮っていくらと決まっているため、高額機器ながら、たくさん使えばモトがとれるようになっているからです。

図5−4　人口100万人あたりのCT設置台数

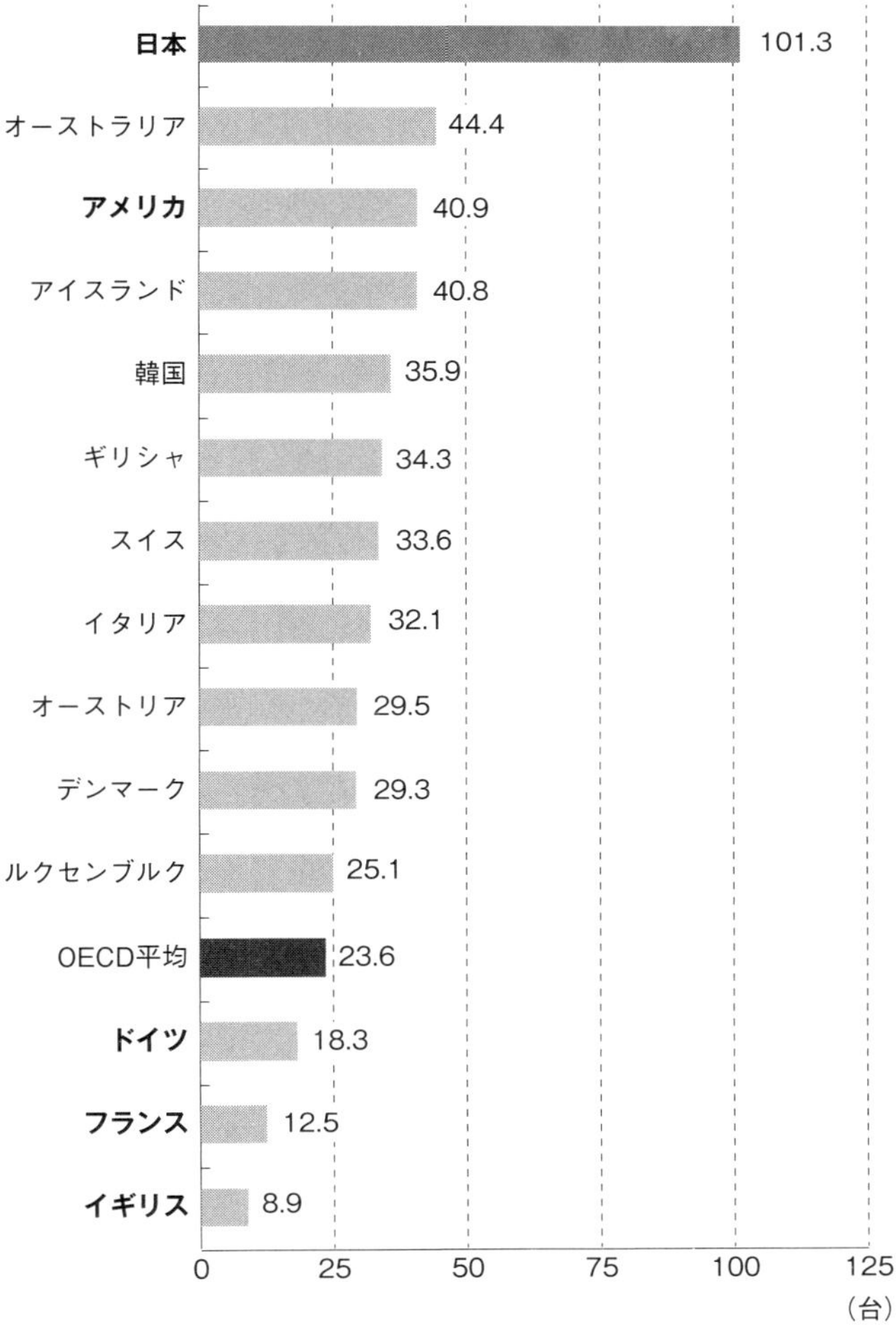

OECD Health Statistics 2013より

図5−5　人口100万人あたりのMRI設置台数

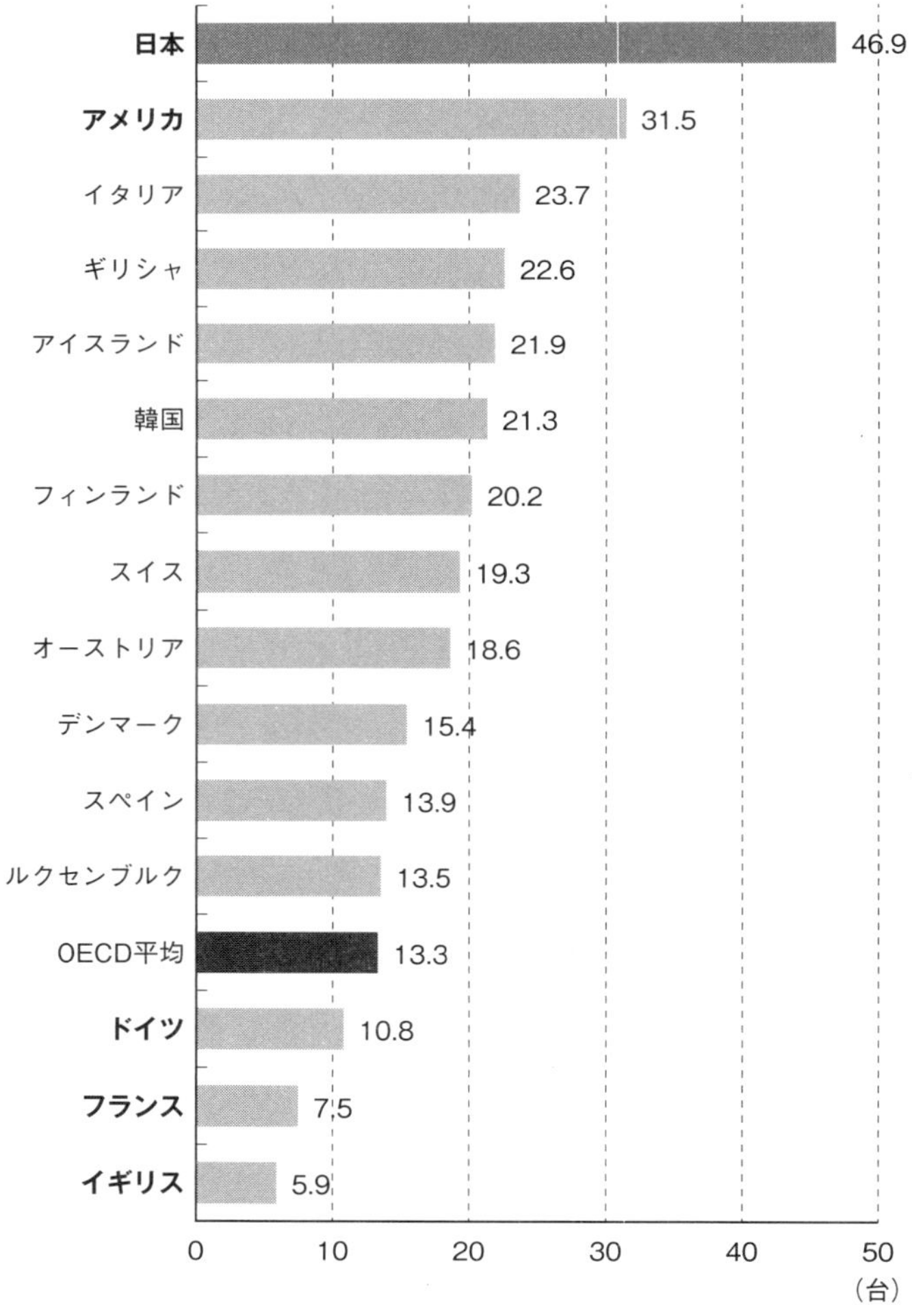

OECD Health Statistics 2013より

しかし、それだけではなく、日本では患者もまたそれを望んでいるところがあります。CTやMRIで撮った画像を見た医師から「問題ないですね」と言われたら、その安堵はレントゲンよりもずっと大きいはずです。逆にCTもない病院だと、ここ、大丈夫かなと不安になり、もっと大きな病院に出向くことになる。つまり、CTやMRIで「問題なし」のお墨付きをもらってはじめて日本人は安心するわけです。

いっぽう、外国ではCTやMRIの設置が増えすぎないように規制しているところが多く、それは万事規制のゆるやかなアメリカも例外ではありません。これはやはり、この検査機器を必要以上に使って儲けようとする病院が出てくるのを警戒しているからだろうと思われます。

むろん日本にも、こうした高額機器の導入が医療費増大につながっているという批判はあります。それでもこれだけ普及したのは、やはり、これらの機器ががんなどの早期発見に有効だからです。私はイギリスの医師から「肺がんの末期の患者がたくさん来て、じつは困っている」という話を聞かされていますが、イギリスは前述のようにCTやMRIの導入率が低く、その医師の嘆きとの関連が気になるところです。

日本の病院は最新検査機器の導入について、世界のどこよりも熱心で進んでいる反面、設備で立ち遅れている分野もあります。

それはIT化で、これについては韓国の病院のほうがかなり進んでいます。韓国では１９９６年に電子レセプトを導入し、10年後の２００６年には96パーセントもの医療機関でオンライン化を達成して、世界最大規模の医療データウェアハウスを構築しています。

韓国の場合、電子レセプト化に必要なコンピュータソフトの価格が安く、また保険点数体系が非常にシンプルにできていることなどが速やかなオンライン化の要因になったと考えられます。

第6章　高齢化対策を比較する

介護保険導入から15年が経ち

医療保険と異なり、ドイツと韓国と日本のみと、他国にあまりないものを引き合いに出して優劣を論じるのはフェアでないことは承知していますが、やはり高齢化対策を考えるうえで外せないのが介護保険です。

日本で介護保険がスタートしたのは2000年。介護保険を単独の法制度として定めて実施した例としては、日本はドイツに次いで世界で2番目です。

しかし、導入前は日本国内の介護保険に対する否定的な声は少なくありませんでした。こんなものを始めても利用者はどうせ増えないとか、こういう制度が日本の家族を崩壊させるのだと厳しい表情で批判する政治家もいました。子が親の老後の世話をするのが当たり前なのに、日本の伝統的な家族のありかたを崩壊させるような制度はけしからん、というわけです。

それから15年以上が経過し、介護保険はどうなったでしょうか。

当初、3・6兆円だった費用総額は、年々増えて12年に8・8兆円になり、14年には10兆円の大台に乗りました。この15年間で3倍近くも増大しており、それだけ介護保険が多くの人に利用されていることになります。もともとあったニーズを掘り起こしたとも言えるでしょう。

この介護保険による成果は街を歩いていても感じることができます。それは以前にくらべて外出する高齢者の姿をよく目にするようになったことです。杖をついたおじいさん、おばあさんの姿が増え、これは杖をつきながらも外出できるようになったお年寄りが増えたからに他なりません。従来、家のなかに引き籠もりがちだった高齢者が外へ出られるようになったのは、医療の進歩によるものばかりではないはずです。

日本の介護保険は、自力で暮らすのが困難になった人だけでなく、ある程度元気な高齢者のケアやリハビリもカバーするものになっています。それが外出する高齢者の増加という目に見える成果として表れるようになったのだと思います。

と同時に、こうした元気な高齢者まで視野に入れた対応は、ヨーロッパの高齢者対策との大きな違いにもなっています。たとえば高福祉のスウェーデンやデンマークといった北欧の国で、高齢者福祉の手が差し伸べられるのは、人生のかなり末期になってからです。症状が相当重くなってからのケアはたしかにしっかりしていますが、それまでは高齢者にも自立した生活が求められます。

それに対して日本の高齢化対策は、もっと症状の軽い状態のときからサポートして、なるべく日常の暮らしを継続してもらおうという考え方に立っています。

『ランセット』が高い評価

日本の介護保険は1995年に施行されたドイツの介護保険をモデルにしていますが、特徴的な違いが見られます。それは日本の介護保険のほうが保険の適用対象が広いことです。介護保険の給付増大を受けて、最近では日本も保険適用範囲が狭くなりつつありますが、それでも要介護度に応じて全部で7段階（要介護5段階、要支援2段階）。それに対し、ドイツは3段階でした（2017年1月から5段階に変更）。これは日本のほうがきめ細かく分かれているというよりも、介護サービスの受給対象が、ある程度元気な高齢者もカバーするように設計されているからです。ドイツの要介護認定だと、日本の認定における要支援者や要介護度1〜2レベルの軽度者は認定対象外になってしまいます。

また、ドイツの場合、介護保険の給付は介護を行う家族への現金給付が中心です。ドイツでは人生の最期を自宅で迎えたいと希望する人が多く、在宅介護の比率も高いため、現金給付の需要が多いからです。いっぽう日本では、さまざまな介護サービスメニューを用意し、それらサービスを提供するかたちの給付になっています。これにより家族の介護負担が軽減されることになりました。

急速な高齢化に直面している韓国でも2008年に日本の制度をモデルにした介護保険制

度「老人長期療養保険」を施行しています。しかし、要介護度はドイツと同様に３段階（２０１４年から5段階に変更）で、もっとも軽いレベルで日本の要介護３程度に相当し、韓国もまた軽度者は介護保険の対象に入っていません。また、利用者負担は日本が一般的に10パーセントであるのに対し、韓国は在宅給付が15パーセント、施設給付が20パーセントと高くなっています。

このようにドイツ、日本、韓国でそれぞれ違いのある介護保険ですが、日本の介護保険スタートから10年経過した２０１１年に、世界的権威のあるイギリスの医学雑誌『ランセット』が日本の介護保険制度を取り上げて高く評価しています。

それによると、日本の介護保険は適用範囲と給付が寛大で、受給資格者に対する制限もドイツにくらべて少ないと指摘。その結果、65歳以上の高齢者の約17パーセントが受給資格を認定されているのに対し、ドイツは10パーセントにとどまり、さらに同じ要介護レベルでは日本はドイツの約２倍の額のサービスを受けることができるとしています。

また日本では制度導入後10年で、在宅サービスや地域サービスを受ける人は２０３パーセントも増加。とくに65歳以上の高齢者のうち６・５パーセントが通所サービスに通っていることを、ドイツやスウェーデンが１パーセント未満であることと比較して指摘しています。

こうしたことを踏まえると、比較対象国が限られているとはいえ、日本の介護保険は現状、かなり優れたものであることがわかります。

ちなみにスウェーデンには介護保険はありませんが、自治体による高齢者の介護サービスはさすがに充実しています。在宅介護に熱心なスウェーデンでは、24時間対応の訪問看護をはじめ、さまざまな在宅ケアやサポートが行われているほか、バリアフリー化のための住宅改修資金手当の支給などもなされています。

これらはほぼ税金でまかなわれていますが、認知症も含めて重い要介護状態になると、日本なら1ヵ月ざっと60万〜70万円ほどもかかるであろう手厚い介護サービスを無料で受けることができます。

それはすばらしいのですが、ただ、先ほども触れたように、そういう手厚いサービスを受けられるのは、かなり重い要介護者に限られます。介護サービスの適用対象が日本より限定的なのはドイツの介護保険と同じで、スウェーデンでは高福祉の恩恵にあずかるまでのハードルはかなり高いと言わざるをえません。

逆に言えば、その高福祉の対象になるまでは、それなりにきびしい自立生活を強いられることになります。この国は自立というものを大切にする価値観が強く、それは幼い子のしつけにもうかがうことができます。以前、スウェーデンに行って驚いたのは、日本ならまだおむつをしているくらいの幼児が、あちらでは早々におむつを外されて、自分でトイレを使うようにしつけられていたことです。

こうして幼いうちから自立を求められる国ですから、年をとってからも甘えさせてもらえないわけです。

「往診」の文化を見直す

介護保険とともに、特筆すべき日本の高齢化対応として「訪問診療」があります。

看護師が患者宅へ出向いてケアにあたる訪問看護は海外にもありますが、医師が出向く手厚い訪問診療はあまり例がありません。訪問診療自体はスウェーデンなどでも行われていますが、医師が患者宅を訪問するのは年に２回ほどです。

しかるに、日本では月に２回以上定期的に患者宅へ出向く訪問診療が行われています。こうしたかたちで在宅医療が行われている国はほとんどないと思います。

現在では在宅医療の診療報酬で医師の訪問診療は月に原則１回以上（多くは２回）とされていますが、もともと日本では古くから「往診」が行われてきました。ちなみに往診は、医師がそのつど患者の求めに応じて出向いて行う診療のことで、「子どもが熱を出したので、すぐに来てください」といったケースです。

これに対して、医師が定期的に訪問して行う診療が在宅医療です。本来ならば患者が通院するところを、それができないので医師が出向いていくというのが在宅医療の考え方ですから、一般的な外来通院回数として、訪問回数も月2回が基本になっています。

現在ではそのように区分されてはいますが、日本の在宅医療の歴史は、それこそ昔の赤ひげ先生時代の往診にさかのぼり、日本的な医療風土に根ざしたスタイルと言えます。いっぽう、同じ高齢化対応でも介護保険のほうは、どちらかといえば西洋的な発想から生まれたものです。だからこそ導入にあたり、日本の伝統的価値観を重視する人たちから強い反対の声が上がったわけです。

制度にはそれぞれに生い立ちというものがあるのですが、ではなぜ日本の在宅医療が訪問看護ではなく、医師による訪問診療を中心としたものになったのか。

私は在宅医療を始めた当時の厚生労働省の元官僚に話を聞いたことがありますが、なぜ医師を中心にした在宅医療になったのか、どうもよくわかりませんでした。ですから、はっきりしたことは言えませんが、推測するに当時制度設計にかかわった官僚の頭のなかに、昔の赤ひげ的な篤志家の医師像があって、それに引きずられたのではないかという気がします。

それともうひとつ、日本は世界でもめずらしく全国津々浦々にたくさん病院がある国ですから、医師が患者宅に出動しやすい医療態勢が整っていることも重要な点でしょう。近年、地方の中小病院が経営悪化により消滅しつつあるとはいえ、医療拠点が全国にまんべんなく散らばっていることは、在宅医療を進めるうえで大きな強みです。

今後は介護保険による介護サービスと在宅医療を結びつけ、地域ごとに完結したかたちの高齢者対応が整えられていく方向性が考えられますが、日本であれば、それは充分可能です。

介護と医療の連携は、イギリスやスウェーデンではそう容易なことではないはずです。というのは、これらの国では介護も医療も税金、つまり役所の業務ですから、このふたつが縦割りで完全に分かれてしまっていて、双方の連携がつくりにくいからです。お役所組織の弊害は世界中どこも同じです。その点、ドイツは介護サービスの提供者も医療も民間ですから連携がとりやすく、実際に協調体制も見られます。

「在宅医療」と医者の儲け

ともあれ、医師が頻回に自宅まで来て診療してくれる。これは世界的に見ても、あまり例のないことであり、たしかに費用もかさみますが、それによって助かっている人はかなり多いはずです。

では、どういう人がその対象になるかというと、まず重篤な患者は入院していますから、在宅医療の対象になりません。いっぽう、軽めの症状の患者や生活習慣病の患者は自分で通院するので、これも対象外です。すると、その中間に位置するケース、たとえば元気ではあるけれども、自分で通院できるほど足が丈夫でない人とか、高齢で自宅から出られないお年寄りとか、そういう人が対象になってきます。

この在宅医療は診療報酬が高く、患者1人を月に2回訪問すると、医師（医療機関）に5万円ほど入ってきます。これは当初、在宅医療をする医師は少ないだろうと予想して診療報酬を高めに設定したためですが、基本的に症状の重い患者は少ないので、医師にとっては報酬を考えると悪い仕事ではありません。

こうなると、予想に反して負の側面も出てきます。在宅医療の訪問先は患者の自宅ばかりとは限らず、有料老人ホームやサービス付き高齢者向け住宅（いわゆるサ高住）も含まれます。仮に60人が入居する施設だと、入居者全員に月2回の診療をこなせば、それだけで医師には300万円の実入りになります。施設に入居している高齢者といっても、元気な人も多いですから、そういう人の診療は聴診器を当てて、ものの5分もかからないくらいで終わってしまいます。重い患者は患者で、特別な措置をすれば、規定の診療報酬のほかにプラスアルファが加算されます。

そうすると、「これはなかなかおいしいぞ」と医師だけでなく、老人ホームの経営者が考えてもおかしくありません。実際、入居者の訪問診療を全部まかせる代わりにキックバックを医師に要求するような経営者まで出てきて、これはけしからんとマスコミで取り上げられました。

そうしたこともあり、2014年の診療報酬改定で老人ホームやサ高住などは「同一建物」と見なし、訪問診療の点数が大幅に引き下げられています。

最期をどこで迎えるか

そうした制度上の歪みや調整はあるにしても、高齢者にしてみれば医師が出向いてきてくれれば安心につながります。在宅医療の普及の背景として自宅で最期を迎えたいと願う人が多いことも見逃せないでしょう。

がんであっても、適切な処置によって自宅でおだやかな死を迎えることができるので、これからは自宅での看取りをもっと進めていこうというのが日本の在宅医療の基本方針としてあるわけです。

自宅で最期をという志向は、もともと海外のほうが強いのですが、月に何度も医師が患者宅に足を運ぶ国はまずないはずです。前述のように高福祉国スウェーデンでも医師の訪問は通常は年2回ほどですし、スウェーデンに限らず海外の場合、在宅医療の基本は看護師です。医師が訪問するのは重篤な状態に陥ったときなど特別な場合がほとんどです。

さらに言えば、海外では最後いよいよ危ないとなったときも医師が行くとは限りません し、患者の家族もまた必ずしもそれを望んでいるわけでもない。日本なら自宅療養をしていたお年寄りに何か異変があれば、すぐにかかりつけ医に来てもらうか、救急車を呼びます。それが当たり前ですが、海外でもそうかと言うと、これが違うのです。

イギリス人と結婚し、ロンドンの郊外で暮らしている日本人女性から、こんな話を聞かされたことがあります。あるとき旦那さんの90代の祖母が高熱を出して苦しみ出した。ところが家族はそれほど慌てた様子はなく、救急車を呼ぼうとすらしない。見かねたその日本人女性が救急車を呼ぼうと電話に手を伸ばすと、その場にいたお姑さんが彼女の手を押さえて、首を横に振ったといいます。

女性は驚きましたが、お姑さんの手を振り切って救急車を呼ぶわけにもいかず、結局、高齢の祖母は数日後、自宅で息をひきとったそうです。

高齢者の場合、風邪から肺炎を引き起こし、そのまま死にいたることはめずらしくありません。言うまでもなく高熱は危険なサインですが、それなのに救急車を呼ぼうともしない。

なぜかと言うと、仮に高齢者がこういうかたちで死にいたっても、それはやむをえないことであると、そのイギリス人家族は受け入れているからです。あるいはだんだん衰弱して食べられなくなり、死にいたる。これも自然なことであると考える。したがって、日本で行われている胃ろうなどの延命措置は、あちらではまず考えられません。

もちろん、これは本人がこういうときは自然にまかせてほしいという意思を事前に家族に伝えている場合の話ですが、このあたりの死の受け入れ方は日本とイギリスではかなり違っています。

こうした話は医療の守備範囲を超えた死生観の領域ですけれども、日本の場合、在宅医療をしていても、最期は病院で息をひきとるケースが圧倒的に多いのが実態です。

厚労省が２０１６年７月に発表した統計によると、在宅死の全国平均は12・８パーセントで、病院死は75・２パーセント。この在宅死の割合は地域差が大きく、過疎地のほうが高くなる傾向があります。人口20万人以上の都市では、神奈川県横須賀市（22・９％）の在宅死率がもっとも高く、次が東京都葛飾区（21・７％）ですが、東京23区内に限れば、在宅死の約35パーセントを孤独死が占めているという指摘もあります。

つまり都市部では望まないかたちでの在宅死も多く、住みなれた自宅で家族に看取られながら死を迎えるという、あるべき在宅死のイメージに近いかたちで亡くなる人は、全国平均の12・８パーセントから、ある程度差し引かないといけないでしょう。これに対して55パーセントの人が自宅で最期を迎えたいとしており、このギャップは決して小さくありません。

日本の場合、たとえ本人が在宅死を望んでいても、いよいよとなれば病院に運ばれ、そこで最期を迎えることになる。本当に在宅死を望むのなら、イギリス流の覚悟を家族とともに共有することが前提になるかもしれません。

コンビニより多い日本の医療機関

ところで、日本ではコンビニの数よりも医療機関のほうが多いことをご存じでしょうか。ここまで日本には全国津々浦々に病院があり、それが日本の医療の強みであると何度も述べてきましたが、「病院」というのはベッド数20床以上を持つ医療機関のことです。それよりも規模の小さい、いわゆる診療所は、病院の10倍以上あります。

厚労省の医療施設動態調査（2016年3月）によると、病院と診療所を合わせた医療機関の総数は、歯科を除いて10万9615軒。このうち診療所は9割以上の10万1162軒を数えます。

これに対して全国のコンビニの数は、日本フランチャイズチェーン協会の調べによると、2016年10月現在、5万4510軒です。

都会に住んでいる方ならば、自宅から500メートル圏内におそらくコンビニが何軒もあるはずです。ところが、病院や診療所はその2倍も多くあることになります。いまや町のいたるところにあるコンビニより、もっとたくさんあるのが「お医者さん」だというわけです。

病院・診療所の数がコンビニよりも多いことについては、いろいろな意見があるかもしれませんが、少なくともこれからの高齢化対応を考えると、町内に医療機関がたくさんあることは大きな利点です。

現在、厚労省が高齢化対策の柱として構築を進めている「地域包括ケアシステム」も、当初は介護系が中心でしたが、現在ではあまたある病院・診療所を背景に変化してきました。

この地域包括ケアシステムというのは、高齢者が住み慣れた地域で自立した日常生活を送ることができるように、住まい、医療、介護、生活支援および介護予防を市区町村が中心になって包括ケアを行う体制を整備していこうというものです。大きなポイントは「住み慣れた地域で」という部分で、そのために従来の国主導の事業やサービスではなく、地方自治体レベルで対応しようとしているわけです。

二つ目のポイントは、高齢者の「自立支援」を目指しており、それを実現するために地域ぐるみでケアシステムをつくりあげていこうとしていることです。

厚労省は「重度要介護者になっても、なるべく長く住み慣れた地域で暮らす」ことを目標としており、これは先ほどの在宅医療もそうですが、ケアの場を施設から在宅に移行しようという国の基本的な方針にもとづくものです。従来、膨れ上がるいっぽうだった特別養護老人ホームの入所待機者がここにきて急速に減少しましたが、これは介護保険法の改正により、２０１５年から入居条件が原則要介護３以上になったからです。つまり、要介護１〜２の高齢者は入居の対象から外されたわけで、その人たちは在宅でがんばってください、ということです。

施設の受け入れキャパシティには当然限りがあるいっぽうで、厚労省は２０２５年には65歳以上の５人に１人が認知症になる可能性があるとの予測をしています。

そうしたことを考えると将来的に在宅介護中心にシフトせざるをえず、地域包括ケアシステムは、そのための重要な高齢者支援インフラであるというわけです。

世界に先駆ける地域包括ケア

ちなみにこのような取り組みは海外にはほとんど例がなく、これは日本が世界に先駆けて始めた試みと言っていいでしょう。

では、なぜ日本でこうしたシステム構築の試みがなされたかと言うと、日本が世界に例のないスピードで高齢化が進んでいることがまずひとつ。それだけ待ったなしの状況が迫っているということです。

それともうひとつは、このケアシステムの二大サポートである医療と介護が、ともに日本で充実しているからです。

介護については、前述のとおり介護保険が当初の予想以上にうまく機能しており、いまでは高齢者の自立支援に大きな役割を果たしています。また、医療については、地域の拠点となる病院だけではなく、高齢者のかかりつけ医になってくれる町のクリニックがそれこそコンビニよりもたくさんあります。

つまり、高齢者が在宅の暮らしを続けていくのに必要なサポート体制を構築するうえで、有利な条件が日本には備わっていたというわけです。

もちろん地域包括ケアシステムはまだ緒についたばかりで、今後どれだけ有効に機能するか未知数の部分もあります。ただ、日本のこの取り組みは海外でも注目され始めており、現にアメリカでは医師や病院、介護サービス提供者らが連携してネットワークをつくり、高齢者などのケアにあたるようにACO（アカウンタブル・ケア・オーガニゼーション）という制度を近年発足させています。

これはいわゆる「オバマケア」の一環として誕生したものですが、もはや高齢化は日本だけの課題ではありません。これまで高額医療費がかかる最先端医療に重きを置いてきたアメリカがこうした取り組みを始めたところに、高齢化がもたらす医療政策の潮流の変化をうかがうことができます。

そうしたなかで、世界に冠たる超高齢社会の日本は、世界に向けて高齢化対応の新たな方向性を提示していると思います。それは介護保険や地域包括ケアシステムなど高齢者施策の考え方の基本に、「健康寿命」（寝たきりにならずに過ごせる期間）をいかに延ばすかを重視する姿勢があることです。

スウェーデンなど北欧の国では高齢者福祉はさすがに手厚いものがありますが、すでに述べたとおり、それが受けられるのは、人生の終末期になってからです。しかし日本では、介護保険にしろ、地域包括ケアシステムにしろ、高齢者が元気に日常生活を送るためのサポートという視点が盛り込まれています。これは海外の高齢者施策にはない日本独自の部分であり、これからの高齢化対策を考えるうえで重要なポイントだと思います。

厚労省は、地域包括ケアシステムを日本の最重要戦略のひとつに位置づけ、国をあげて取り組むべきものとしています。その並々ならぬ意気込みは、これがいずれ日本の高齢化対策の柱になることを予期させてくれます。他国に先駆けて誕生したこのケアシステムには、その期待度も込めて、日本の「勝ち」に一票を投じたいと思います。

結果、この章では介護保険、在宅医療、地域包括ケアシステムの三つにおいて日本の全勝となりました。

超高齢社会ニッポンの面目躍如と言うべきでしょう。

第７章　10勝５敗３分けが意味するもの

図7−1　日本 vs. 世界の医療「勝敗一覧」
＊○が日本の勝ち、×が日本の負け、△が引き分け

対戦ジャンル	比較項目	勝敗
医療のレベル	がん手術の技量	○
	看護師のサービス	○
	最先端医療への取り組み	×
医療の身近さ	国民皆保険制度	○
	医師の数	×
	かかりつけ医の充実	○
投薬治療の状況	薬の値段	△
	処方される薬の量	×
	最新の薬への対応	△
医療の値段	国民医療費の総額	×
	個人負担額の割合	△
	公平性	○
病院の環境	病院の数	○
	病院の規模	×
	病院の設備	○
高齢化対策	介護保険制度	○
	在宅医療の充実	○
	地域包括ケアシステム	○

計 10 勝 5 敗 3 分けで、日本の勝ち

海外から押し寄せる患者たち

近年、治療のために渡航するいわゆる医療ツーリズムが世界各地で見られるようになり、日本にも治療を受けるためにやってくる外国人が増えました。しかしその逆、つまり日本から治療のために海外に行く人は、臓器移植や美容整形などごく一部の例外を除けば見られません。

こういうデータはありませんが、仮に日本の医師に手術を受けるならどこの国がいいかを聞いたとすると、ほぼ例外なく日本と答えるはずです。日本の医療技術の高さを知っているからです。

その日本の医療技術の高さは、いまや海外でもよく知られるようになり、だからこそ多くの外国人が治療を受けに日本へやってくるわけです。しかも、日本の場合、韓国のように医療ツーリズムを国をあげて積極的に受け入れているわけではありません。日本医師会などは、外国人患者が増えすぎると、医療機関で国内の患者の受け入れに支障が出るとの懸念から、医療ツーリズムをあまり歓迎していません。

それにもかかわらず、中国やロシアを中心に日本にやってくる患者は多く、最近ではインドネシア、ミャンマー、ベトナムなどからの来日も増えています。

その治療目的はがん手術が多いのですが、そのほかに健康診断のために来日する外国人も少なくありません。これは日本の病院は診断の質が高いためで、検査そのものはどの国でもそれほど違いはありませんが、検査にもとづく診断に対する信頼がおしなべて日本の医師は高いと言えます。

加えて海外で評判がいいのが、すでに述べた看護師の対応も含めた日本の病院のホスピタリティです。検査で入院しても快適で、行き届いていて、長く待たされることもないのが日本の病院です。アメリカには、日本よりもさらに快適で、万事至れり尽くせりのサービスをしてくれる病院もありますが、そういうところに入るには相当な高額出費を覚悟しなければなりません。

日本はそれほどお金を負担しなくても、海外とくらべれば充分な水準のサービスを受けることができる。つまり日本の場合、医療技術もホスピタリティも平均値が高いのが特徴であり、海外に対して誇れるところでもあります。

誤解されがちなのは、アメリカの医療のほうが優れているという指摘で、これについては前にも述べましたが、アメリカが優れているのは最先端医療あるいは金持ち対応についてです。その恩恵にあずかることができるのは、ごく限られた富裕層だけです。多くの人にとって平均的にいい医療が受けられるのは日本であり、そうした日本の医療の優秀性が、ここまでに記した「10勝５敗３分け」という結果をもたらしたと言えます。

治療費１億円を請求された!?

この優れた日本の医療に多くの日本人が気づいていないのですが、逆に海外の医療事情をより具体的に知れば、日本の医療がいかに優れているかが浮かび上がってきます。

日本人が海外で実際に経験した話を紹介しましょう。

ある企業経営者が商談のためにニューヨークへ行ったときのことです。取引先との会食をすませ、夜、宿泊先の高級ホテルに戻ったあと、部屋で激しい腹痛に襲われ、そのまま意識を失いました。詳しいことは本人も覚えていないそうです。気がつくと病院のＩＣＵで寝かされていて、すでに緊急手術を受けたあとでした。医師から告げられた病名は腸間膜動脈血栓症。腸に血液を送る血管が血栓によって詰まり、腸が壊死《えし》してしまう病気で、早急に治療しなければ死にいたる可能性がある危険な病気です。

さいわい手術は成功し、彼は術後３日間、ＩＣＵで過ごしたのち一般病棟に移され、そこで1ヵ月間過ごしました。知らないうちに運び込まれた病院でしたが、そこはなかなか快適で、日本食が食べられないことを除けば、とくに不満はなかったそうです。

ところが退院するとき、差し出された請求書を見て、彼は目を見開き、それから「ああ、これは病院のミスだ」と考えて、「この金額、まちがっていますよ」と窓口に請求書を見せたそうです。

しかし、窓口の職員は冷静な口調で「これはまちがっていない」と首を横に振ります。彼は思わず「馬鹿な！」と声をあげました。無理もありません。そこには「＄９０００００」と書かれていたからです。90万ドル、すなわち約1億円です。

彼は、この金額を見てゼロが二つ多いと思ったそうですが、日本人の感覚からすると、それが普通です。1億円という金額は常軌を逸しています。ですが、アメリカでは、この場合の措置に対する対価は1億円であり、病院側からすると正当な請求であるということになってしまうのです。

彼がホテルで倒れたあと、どのような経緯で最高級の病院に運ばれることになったかはわかりません。泊まっていたのが、ニューヨークでも指折りの高級ホテルだったので、その宿泊客にふさわしい病院としてそこが選ばれたのか、そのホテルで倒れた客は、いつもその病院に運ばれることになっているのか、そのあたりの事情は不明です。

わかっているのは、彼が倒れて意識不明に陥っているあいだに最高級の病院で一命をとりとめ、順調に回復することができ、その対価がべらぼうな金額だったということです。

この金額は海外旅行傷害保険の支払限度枠をはるかに超えており、弁護士を入れて病院側と話し合いをした結果、3000万円の支払いに落ち着いたそうですが、3000万円と言えば、東京で中古マンションが充分に買える金額です。

5時間待って、診療1分

次に紹介するのは誰もが経験しうる話で、以前、イギリスに短期留学した人の体験談です。

この人はイギリス滞在中に公園の石階段で転倒して膝を強打しました。ひどく痛かったけれど、それほど気にとめなかったそうです。ところが夜、シャワーを浴びようとしてズボンを脱ぐと、打ちつけた膝が鬱血して腫れ上がっていました。それを見て、もしや膝の骨にヒビが入ったのではないかと心配になり、翌日、病院に行くことにしました。

行ったのは救急外来でしたが、受付をすませてから、いくら待っても名前を呼ばれません。見ていると、自分よりもあとから来た患者が先に名前を呼ばれて診察室に入っていきます。イギリスの病院の救急外来では、重症ではないと判断されたら、どんどん後回しにされるのですが、初めて現地の病院を訪れたこの人は、そんなことは知りませんから、どういう仕組みで優先順位がつけられているのか、釈然としないのも無理はありません。

待ち始めて2時間が経過したところで、窓口に「もう2時間も待っているが、どうなっているのか」と聞くと、「そのままお待ちください」と素っ気なく言われただけ。お待たせしてすみません、の一言もありません。

だんだんお腹も空いてきましたが、いつ名前が呼ばれるかわからないので食事にも行けません。だんだんイライラが募り、しまいにそれも通りすぎて、こうなったら何時間でも待ってやろうじゃないかと開き直っていると、ようやく名前が呼ばれたそうです。来院してから5時間が経過していました。

救急診察室に入ると、医師は鬱血した膝に目を落とし、手で患部を少し触れただけで診察は終わりでした。当然、レントゲンを撮るだろうと思っていましたが、それもありません。日本ではよく「3時間待ちの3分間診療」などと比喩的に言われますが、ここでは正味の「5時間待ちの1分間診療」でした。しかも貼り薬も飲み薬もなく、医師からは「あさって、もう一度来るように」と告げられただけだったそうです。

言われたとおり2日後に行くと、看護師が患部を見て「もう大丈夫です」と言われておしまいでした。

骨に異常がなかったのは幸いでしたが、それにしても診療といい対応といい、素っ気ないこと、このうえない。ホスピタリティの片鱗もなく、イギリスの病院とはこんなものかと、その人は悟ったそうです。

だから、日本の医療はいい

医療の現場にも、それぞれお国柄というものがあり、ここにあげたアメリカとイギリスの実例には両国の医療の特性がよく表れています。

第１章で、フランスの医師は夏になると４週間もバカンスをとっていなくなるため、パリでは「夏に病気をするなかれ」という格言めいた都市伝説があると述べました。これにならい、アメリカとイギリスについても「医療警句」をひねると、次のようになるでしょうか。

アメリカ「病気になるなら、まずお金を貯めてから」
イギリス「せっかちな人に、病人はつとまらない」

実際にアメリカでは、医療水準と患者の満足度はおおむね支払い金額に比例すると言ってよく、イギリスでは「５時間待ちの１分間診療」に音をあげるようでは病院通いはできません。

ドイツは欧米のなかでは医療水準が高いとされ、国民性も几帳面ですから、日本人から見ると、ややアバウトな傾向があるフランスの医師よりも頼もしさはあります。そういう意味では「海外で倒れるならドイツにしろ」と言いたくなりますが、ただし、この国では医師がストを起こすことがありますから、その点は注意が必要でしょう。

ついでながら、中国の医療について言うなら、「病気をしたら、ともかく日本に帰ろう」がもっとも適切であろうと思われます。

べらぼうな医療費を請求される心配がなく、ホスピタリティがあり、医者のバカンスもストもないのが、日本の医療であることがおわかりいただけたでしょう。患者にとっては、どう控えめに見ても日本の医療がもっともよいと感じるはずです。

日本人の生真面目さ

私はこうした日本のよき医療の基本にあるのは、前近代的な表現になりますが、昔から日本の医師のなかに受け継がれている、武士道ならぬ「医師道」であると思っています。

「医は仁術」ではありませんが、日々研鑽《けんさん》し、技術を磨き、場合によっては自分を犠牲にしてでも患者のために最善を尽くすのが医師であり、患者も医師に感謝する。彼らもまたそこにやり甲斐と生きがいを見いだす。そうした「医師道」を古臭い価値観だと一蹴する医療関係者もいるでしょうし、医師が聖職者のように見られることを嫌う医師もいます。私もこれまでに刊行した著書のなかで、医師もマネジメント感覚を持つことが必要だと強調してきました。

しかし昭和から平成になり、20世紀が21世紀になっても、この「医師道」が日本の医療現場で受け継がれているのは事実です。

たしかに昔にくらべると、医師の考え方も多様化していますし、そもそも医学部に進学する学生にも変化が見られるようになっています。どういう変化かというと、医者になりたくて医学部に進学するというよりも、成績優秀だから医学部へ、という学生が増えているのです。私が学生だった80年代にも、そうした指摘はすでにありましたが、そのタイプの学生は現在のほうがもっと多いと思います。

背景にあるのは、医師志望者増大による医学部受験の難化です。医師の安定した収入に魅力があるのか、医師の社会的ステータスがひきつけるのか、近年、子どもを医者にしたがる親が増え、医学部志望者が増大しました。その結果、何が起きたかというと、開業医の子弟の医学部進学の減少です。従来は親の跡継ぎとして、医学部に進学する学生の多くが、私立医大に進むというパターンがありました。国公立医大にくらべると学費は高いですが、合格のハードルは下がるからです。それが、医学部人気により私立も軒並み難化し、さらに学費を値下げする私立も出てきてサラリーパーソンの子も狙えるようになったこともあり、従来の構図が崩れてしまったのです。

そのため国公立も私立も医学部は成績優秀者で占められるようになり、医者になりたい子、もしくは家業として医者にならなければいけない子の医学部進学が減ってしまいました。もちろん医者になりたいという志を持った成績優秀者もたくさんいますが、なにしろ成績が相当よくないと医学部に入れないのですから、いわゆるお勉強のできる子が医学部を占めるようになったわけです。

しかし、ここで注目すべきは、成績がよいから医者になったという人が確実に増えているのに、日本ではかつての「医師道」が、まだまだ廃《すた》れていないことです。

その理由を考えていくと、結局、日本人のなかにある生真面目さ、道を極めようとする真摯な姿勢といったものに行き着くように思います。モノづくりでもそうですが、日本の技術者や職人は手を抜かない。他人が見ていても見ていなくても、やるべきことをきちんとやって、品質のいいものをつくりあげる。それが今日の「ものづくり」、工業立国の地位を確立させたのでしょうが、それと同じような生真面目さが、医療の世界でも日本人のＤＮＡとして溶け込んでいるような気がします。

アメリカ人医師の「予言」

ただし、日本の「医師道」が将来的に揺らぐことがまったくないとは言い切れません。というのは、アメリカの医療現場を見ていると、医師の目指すものが制度という大きな壁によってねじ曲げられてしまう、という現実にいやでも気づかされるからです。

これはどういうことか。私は１９９５年にアメリカに留学しましたが、そのときアメリカの医療というものを理解し、この本でも、アメリカの医師はきわめてビジネスライクな人が多いと指摘しました。そういう傾向はたしかに強いのですが、そのいっぽうで、彼らとて医師である以上、患者のために最善を尽くしたいという思いがないわけではありません。

「だけど、それがやりたくても、なかなかできないんだよ」

と、留学先で知り合ったアメリカ人医師は嘆いていました。

国民皆保険制度のないアメリカでは多くの人が民間の保険会社を利用していますから、医療費の多くは保険会社から出ることになります。つまり、お金を出すのは保険会社ですから、医師がこの患者にはこういう治療がいちばんいいと判断しても、保険会社がそれを認めなければ、その治療ができないわけです。

医師がこの患者は大事をとって入院させたいと考えても、保険会社がその必要なしと判断すればお金が出ませんから、入院させることもできない。どうしても入院させようと思えば、患者に全額負担してもらうしかありません。

アメリカの心ある医師は、つねに患者にとっての最善の医療と、保険会社との板挟みのなかで仕事をしているわけです。留学中、何人かのアメリカ人医師からは「日本も近い将来、患者のために自由に医療ができない時代が来るよ」と言われました。

さすがに日本の国民皆保険制度がなくなるとは考えにくいものの、今後、医療費の高額化にともなって皆保険制度が形骸化していく危険性はあると思います。

折しも、いまこれを書いている2016年11月下旬、70歳以上の医療費負担を引き上げるという厚生労働省の方針が明らかにされました。このまま国民の医療費負担が増大していけば、高度な医療を安く受けられるという日本の「勝ち」の部分が侵食されていくことになりかねません。

患者は医師の言いなりになるな

そうならないためにはどうすべきか。私はまず患者が無駄な医療を選ばないようになることが大切だと思います。病院で処方される薬にしても、自分にとって本当に必要だろうかと疑問に思えば、医師や薬局に率直に質すべきでしょう。患者自身が医療をある程度、取捨選択できるようになれば、医療費はかなり抑制できます。

そのためには患者が賢くなり、これまでのような病院や医師の「言いなり診療」を改めることが大切になってきます。そうなると医師にとっては、なかなかやりにくい時代になりますが、それは日本の医療向上にもとてもいいことなのです。

日本の優れた医療をつくりあげた「医師道」は、すばらしさの反面、問題もありました。えてして医師道の探求者は寡黙であり、どうかすると、それは「黙って俺の言うことを聞いていればいいのだ」といった傲岸不遜《ごうがんふそん》な態度に見えかねない。実際、昔はそういうタイプの医者が多くいましたが、いまも日本の医療のベースに「医師道」が受け継がれているゆえに、医師があまり多くを語らない傾向は残っています。

じつはこれが医療不信をまねく大きな要因になっています。優れた治療が行われているにもかかわらず、その説明が乏しいばかりに、患者はそれをきちんと理解できない。理解できないばかりか、本当にこれで大丈夫なのだろうか、この医者は余計な薬まで飲ませようとしているのではないかと疑心暗鬼を膨らませる。ふだんは疑り深くなくても、病にかかり心身が弱ると、そうした負の部分が増幅してしまう。患者とはそういうものでしょう。

よい医療は、医師と患者の双方によって生み出されるものです。私は医師と患者が信頼しあうことが、日本の医療を維持するうえで、もっとも大切なことだと考えています。そのためには医師はもっと言葉を尽くして患者に説明し、患者は医師に対して自分の意見を言えるようにならなければいけないと思うのです。

最後に日本の医療不信について付け加えるなら、これを増幅させたのは、ことさらネガティブな情報を流すメディアにも一因があります。書店に行けば、日本の医療の問題点をこれでもかというほどあげつらった本がたくさん出ています。それらの本のなかに、日本の医療をもっとよくしようという思いで書かれたものがあることは否定しません。

ただ、こうした日本医療全否定本の著者の多くは、医師や医療ジャーナリストですが、この種の本の著者は、自分自身は安全圏にいるのではないかと私は考えています。つまり、医療情報に詳しいため、どこにどんな名医がいて、どの病院がどういう治療を得意としているかは普通の人より詳しい。そこで自分が病気になったときのために全幅の信頼をおける医師や病院を確保しておいて、そのうえで「日本の医療は危ない」と切り捨てているのではないか、ということです。そうとでも考えないと、日本の医療の何もかもを否定することはできないと思うのです。

あるいは全否定する以上、自分は死ぬまで医者にも病院にもかからないと覚悟を決めているのでしょうか。

それはそれで「医療不信」信奉者としての意思を尊重しなければなりませんが、私は自分が病気になったときはもちろん医療機関に行きますし、不治の病に冒されれば、医師や看護師、薬剤師など、多くの医療従事者のお世話になって人生の最期を迎えようと思っています。それは、私自身が日本の医療従事者の良心と真摯な仕事ぶりをよく知っているからです。

不幸にも亀裂が生じている、日本の患者と医師の信頼関係を改善することができれば、日本の医療はよりよきものになる。私はそう信じています。

おわりに

私が1995年に米国に留学し、日本の医療と米国の医療の差に愕然としてから20年以上たちました。当時、現地の日本人医師に「20年後には日本の医療も米国のようになるよ」と言われたのを今でも鮮明に覚えています。

確かに、そういった面はあるでしょう。しかし、国際政治学者のサミュエル・ハンチントンが世界的なベストセラーである『文明の衝突』で指摘したように、文化には多様性があり日本文化もその一つの類型だと言います。同じように、医療のほうも、高齢化対応や最先端技術のおかげで向かっていく方向性は似ていますが、必ずしも一つの方向に収斂《しゅうれん》するわけではないようです。

そういった視点で見てみると、米国医療にも優れたところはあり、劣ったところもある。ヨーロッパ諸国についても同じです。

ここでいちいちお名前を挙げることはしませんが、幸いなことに私は多くの方々と世界各国の医療や医療制度を見る機会に恵まれました。学者として一回しか当該国に行かずにその国のことを語るのはやめようと心がけ、ある程度の国に絞って定点観測を行ってきました。その内容は、自著『比較医療政策』（ミネルヴァ書房）や『アジアの医療提供体制』（日本医学出版）、『医療が日本の主力商品となる』（ディスカヴァー携書）などに記載していますが、少し専門的すぎるという批判も時にはいただきました。

そんな折に、日本医療へのバッシングが起きました。しかし、私が多くの方々（医療関係者や企業関係者、弁護士、会計士の方々）と海外を回っていると、最終日のラップアップ（まとめの議論）では、やはり日本の医療がいいねという結論になります。もちろん、われわれが日本人であるというバイアスは考慮に入れなければなりませんが、それでも本当にそう思います。こうした事実が、多くの日本人には知られていないのではないか。医療すべてに完璧な国はないのです。

本書で指摘したように、日本の医療にも問題点はあります。このままだとまずいかもしれません。しかし現時点での日本の医療は世界一である。そう実感しているのでこの書籍を書くこととなりました。

本書を作るために、多くの方にお世話になりました。なかでも講談社第一事業局企画部の鈴木崇之さんには、企画から編集まで非常に気配りをいただきました。本当に感謝しております。また、本書をわかりやすい内容にしてくださったライターの武内孝夫さんにも感謝いたします。

最後に、この書籍が、亀裂が生じつつある日本の患者と医師の信頼関係を改善する一助になればと願っています。そうすれば、すでに世界でもっとも優れている日本の医療は、さらによきものへとなるに違いありません。そして、それは日本国民にとって間違いなくプラスになる。そう信じてペンを置くことにします。

二〇一七年一月

真野　俊樹

主要参考文献一覧

天野拓『オバマの医療改革　国民皆保険制度への苦闘』勁草書房、２０１３年
井伊雅子編『アジアの医療保障制度』東京大学出版会、２００９年
猪飼周平『病院の世紀の理論』有斐閣、２０１０年
池上直己『ベーシック医療問題〈第４版〉』日経文庫、２０１０年
加藤智章、西田和弘編『世界の医療保障』法律文化社、２０１３年
クレイトン・Ｍ・クリステンセン、ジェローム・Ｈ・グロスマン他『医療イノベーションの本質　破壊的創造の処方箋』碩学舎ビジネス双書、２０１５年
近藤克則『「医療費抑制の時代」を超えて　イギリスの医療・福祉改革』医学書院、２００４年
斎藤正孝、堀内恵編著『医療ビジネスとＩＣＴシステム　医療を巡る今日的課題』中央大学出版部、２０１７年
田中滋、二木立編著『医療制度改革の国際比較』勁草書房、２００７年

中田敏博『医療鎖国　なぜ日本ではがん新薬が使えないのか』文春新書、2011年
中浜隆『アメリカの民間医療保険』日本経済評論社、2006年
ブルーノ・パリエ著、近藤純五郎監修『医療制度改革　先進国の実情とその課題』白水社、2010年
米国医療の質委員会、医学研究所著、L・コーン、J・コリガン、M・ドナルドソン編『人は誰でも間違える　より安全な医療システムを目指して』日本評論社、2000年
堀真奈美『政府はどこまで医療に介入すべきか　イギリス医療・介護政策と公私ミックスの展望』ミネルヴァ書房、2016年
マイケル・E・ポーター、エリザベス・オルムステッド・テイスバーグ『医療戦略の本質　価値を向上させる競争』日経BP社、2009年
増田雅暢編著『世界の介護保障〈第2版〉』法律文化社、2014年
松田亮三編著『健康と医療の公平に挑む　国際的展開と英米の比較政策分析』勁草書房、2009年
松山幸弘『医療・介護改革の深層　日本の社会保障制度を守るための提言』日本医療企画、2015年
村上正泰『医政羅針盤　激動する医療と政策の行方』医薬経済社、2016年

森臨太郎『持続可能な医療を創る　グローバルな視点からの提言』岩波書店、２０１３年
渡辺満『イギリス医療と社会サービス制度の研究』溪水社、２００５年
真野俊樹『日本の医療はそんなに悪いのか？　正したほうがいい30の誤解』薬事日報社、２００２年
真野俊樹『入門　医療経済学　「いのち」と効率の両立を求めて』中公新書、２００６年
真野俊樹『グローバル化する医療　メディカルツーリズムとは何か』岩波書店、２００９年
真野俊樹監訳、福岡藤乃翻訳『世界標準のトヨタ流病院経営　明日から病院を変える46のポイント』薬事日報社、２０１１年
真野俊樹『医療が日本の主力商品となる』ディスカヴァー携書、２０１２年
真野俊樹『入門　医療政策　誰が決めるか、何を目指すのか』中公新書、２０１２年
真野俊樹『比較医療政策　社会民主主義・保守主義・自由主義』ミネルヴァ書房、２０１３年
真野俊樹『こんな医者ならかかりたい　最高のかかりつけ医の見つけ方』朝日新書、２０１５年
真野俊樹『アジアの医療提供体制』日本医学出版、２０１６年

真野俊樹

1961年、愛知県生まれ。医学博士、経済学博士、総合内科専門医。名古屋大学医学部卒業後、内科医として勤務ののち、95年、米コーネル大学医学部研究員。英レスター大学大学院でMBA取得。その後、大和総研主任研究員、大和証券SMBCシニアアナリストなどを歴任。現在は多摩大学大学院教授、医療・介護ソリューション研究所所長を務める。現場主義の研究スタンスで、本書は10年にわたる諸外国の現地調査の成果をもとにしている。
『医療が日本の主力商品となる』(ディスカバー携書)、『新版　医療マーケティング』(日本評論社)、『賢い医者のかかり方』(講談社＋α新書)ほか、著書多数。

講談社＋α新書　154-2 B

日本《にほん》の医療《いりょう》、くらべてみたら10勝《しょう》5敗《はい》3分《わ》けで世界一《せかいいち》

真野俊樹《まのとしき》

2017年2月20日第1刷発行

発行者―――― 鈴木 哲
発行所―――― 株式会社 講談社
東京都文京区音羽2-12-21 〒112-8001
電話 編集(03)5395-3522
販売(03)5395-4415
業務(03)5395-3615

デザイン―――― 鈴木成一デザイン室
カバー印刷―――― 共同印刷株式会社
印刷―――― 慶昌堂印刷株式会社
製本―――― 株式会社若林製本工場
本文図版―――― 朝日メディアインターナショナル株式会社

ISBN978-4-06-272980-2